U0111846

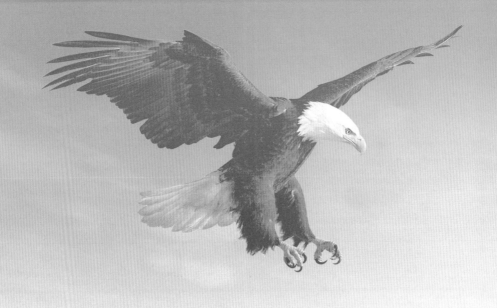

大展好書　好書大展
品嘗好書　冠群可期

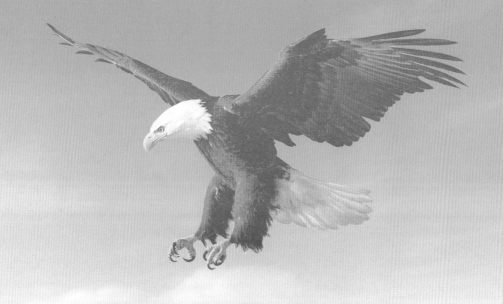

大展好書　好書大展
品嘗好書　冠群可期

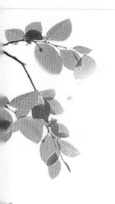

經絡養生

八段錦
進階

林明道◎著

推薦文

王盛雄 資深中醫師

　　從事中醫的工作多年，總是要用針灸、推拿等外力刺激的方式，來替病人疏通經脈與氣血，以達治療的目的。

　　透過林師所教的八段錦，是我第一次可以在練功的時候，將氣在經脈上的運行感受得如此清楚，更可以感受到氣在體內呼吸間的鼓盪與充盈，真是神奇。

田豐 警政署　綜合逮捕術創始教官

　　太極武學可分輕靈與貫串兩大領域，神、意、氣與纏絲則為其核心。

　　本書所介紹的八段錦，在練氣、養生的過程中，同時把太極拳神、意、氣與貫串的水平大幅提升，並內含了幾招簡單、有效的防身術，可以說是最有效益的養生功法。

胡震亞 醫學博士

中華民國傳統整復推拿師　全國聯合總會　理事長

　　八段錦與易筋經、五禽戲齊名，是我中華養生文化的寶藏。本書作者全盤說出這數百年來近乎中斷的養生秘訣，有助於術後效果的自我維持，與整復推拿有相輔相成的好處。

自　序

林明道

緣　起

年輕時在一個二手書攤上，發現這套功法的破舊小冊子，書中提到這是一套養生秘笈，也是一套武學功法。當時以為撿到了寶，小時候的武俠大夢再度興起，趕快買下來認真操練，兩週後就放棄了。因為一點感覺也沒有，也看不出有何武術方面的好處，還不如做國民健康操、散散步來得身心舒暢。或戴起拳套，自以為是地與同伴們亂打一通，還能抒發情緒、鍛鍊體力。就很自以為是地下定結論：「這東西騙人！」最終那本書也不知道失散到哪裡去了。

年過四十歲之後喜愛上太極拳，也陸陸續續地學習了一些養生功法，八段錦是其中之一，但幾經摸索，還是無法感受到八段錦有何好處。因為當時正沉迷於太極拳，也不把八段錦當一回事，心中還是年輕時的結論。

緣 續

有一次與在醫學院唸書的女兒討論她的功課時，她竟然以類似「背後七顛百病消」的運動來說明在學校所學放鬆筋骨、治療肩頸痠痛的方法。這是台灣最權威中醫學院的教材，又熬不過那期盼的眼神，只好當場照著練習，不到三分鐘，通體舒暢，一身的疲勞消失殆盡。持續認真練習三天，氣血暢通，效果極佳。我才驚覺到，可能是我誤解了八段錦，其實它應該是一個不錯的養生功法！是我自己只在門口晃了一圈，連門都沒摸到，就胡亂下了一個離譜的結論，真是對不起前人這充滿智慧的結晶。

想重新認識八段錦，但開啟寶庫大門的鑰匙在哪裡？仔細地翻遍了許多太極拳與養生理論書籍，終於在一本古籍中找到了重要心法的蛛絲馬跡。仔細探討後發覺，原來我這幾十年間所練的八段錦，不談經絡、臟腑，不談意氣、開合，不談陰陽、纏絲。這樣的八段錦只有類似的外形，根本沒有練到心法；那等於站在大門前，卻沒有通關密碼，當然進不了這智慧的寶庫，也就注定了要空手而回。

突 破

找到了通關秘訣之後，將新的體悟與心法融入八段錦，成效就完全不一樣了，很快地氣遍全身的感覺越來越強烈，並有氣行經脈、開合纏絲的感覺。長久練習之後，氣走哪條經絡皆可驗

證，且變換快速，陰陽幻化無窮，就如金庸小說中的「六脈神劍」一樣；雖無法神奇地隔空傷人，但用來拿、發一些警專的年輕學子，甚是靈驗，其樂無比。竟連太極拳許多重要的關隘也一一突破，最終的結論是：「練通了八段錦，太極拳的學習過程可省下一半以上的時間」。

於是將八段錦列為我合氣太極，新進學員第一階段必修的基礎功法，以縮短初學者摸索氣、勁的時間。教學過程中自己也越練越有心得，由可讓一些初學者三個月內體驗到氣走經絡，逐漸縮短至三個小時，甚至三十分鐘。

發 揚

這幾年常常有國外的武術家到我協會來訪，他們除了想印證我中華鬆柔武術的神秘威力之外，對我中華養生之道也非常仰慕。經本協會的教練群滿足了他們對中華武術的好奇之後，紛紛求我授予練氣養生的築基功法。於是拿出這套簡單又有神效的八段錦，以慰其求知若渴的心靈，尤其八段錦的武術功效，又再次讓他們連呼不可思議，更有宣揚我中華文化之樂。

某些外國朋友急於深入探索這套神奇的功法，請我推薦幾本八段錦書籍，以供他們回國後參照練習。於是我到圖書館翻遍了所有的八段錦書籍，看了之後發覺除了服裝精美，人也年輕漂亮，圖照改用彩色印刷之外，內容與我幾十年前所讀的沒有多大差別，還是只談如何，不談為何。

改在網路上搜尋，發現兩岸皆有許多名師、專家在暢談八段錦，版本甚多，但還是無一提及心法，更無人提及八段錦的武術應用。而且各家練法不一，連動作都離我手中的八段錦古典文獻相差甚遠。

這才發覺這套功法的亂象非常嚴重，八段錦明明是針對中醫經絡學的分類，而創製的八招養生功法，卻沒有一位大師明確提及功法動作與經絡調理之間的關係，更沒有一位大師提及它的武學應用。許多專家、大師都說八段錦可以百病消，卻都沒有講出一番道理來。這樣的參考資料我實在不敢介紹給朋友，更別提給外國的友人了，以免他們也跟以前的我一樣，走了一陣子的遠路後回頭大喊：中國功夫騙人！

著書

朋友們改要求我整理一下手中的資料，好給他們當講義。但我手上比較正確、可供參考的，只有幾頁數百年前的文獻，都是文言文，加上幾張不甚清楚的手工圖畫，連我這國學底子不錯的台灣人，都要研究了十幾年，加上因緣際會才有機會讀懂，更何況要給外國的朋友，帶回遙遠的國度？

幾經要求，只好拍些自己的動作，並標註出注意事項供為參考。這樣的講義歷經六年多來逐次地添加資料與修訂，已經儼然成冊，自覺內容豐富又極具威力，常有初學乍練的同好第二天就驚呼：太神奇了！朋友建議我將此講義整理出書，以造福廣大的

養生族群，也可匡正一下目前乖離的亂象。

傳承

在尚無解剖學的年代，古人能發展出八段錦這樣的經絡養生大法，著實令人佩服。前人這無私的心血結晶，是為了讓人們平時健身養生，有疫情災害時能趨吉避凶，是全人類的寶物。筆者有幸能參透此功法之秘，純屬機緣巧合；又個人在此功法上獲益甚多，自不能再藏諸於石室，讓其再度淹沒於歷史的長河之中。

在民智未開的年代，古人對八段錦是以心法、口訣來傳承，故其推廣有相當的難度。現代因為教育以及網路、影視的普及，人人知識淵博、民智已開；但因網路無法有效篩檢，造成了亂象紛紛，人們不知道要聽誰的才對。若要廣傳這神效的八段錦於世，一定要能將其科學化，除了要讓人知道如何之外，更要讓人知道為何？

如今解剖學、生理、病理科學發達，許多先祖古傳的養生寶典，也因而逐漸解密了。西方醫學界正以衝刺的速度在積極研究這些寶物，若我們還是以法不傳六耳的保守心態，想要在古墓石窟裡面鍛鍊神功，自絕於現代科學的圍牆之外，恐怕再二十年後，我們的後代要學這些祖傳的精緻養生文化，都得到國外去拜師學藝了。

因此筆者斗膽執筆，將此心法秘訣與個人練功、教學心得書寫下來。一來好讓世人重新認識這神奇的養生八段錦，若能因而

幫到一些深陷在健康困擾的個人或家庭，協助病患能早日康復，讓更多人能回到社會，是我最大的喜樂。二來若有人因而大幅提升了武學的功力與境界，則是我個人的榮幸了。三來將這些功法解密，可讓有心更進一步研究，願意將此文化瑰寶科學化的年輕人，有一階梯可上，至少在此當下，比國外的醫學研究單位，能有更好的起跑點。

既要出書，筆者就不願重蹈覆轍，只給大家一些美美的照片而沒有真正的心法，故書中的立姿八段錦會附上動作的檢驗、注意重點，以及意、氣與經絡走向，讓讀者自行檢驗是否做對。本書的進階篇更會把八段錦的功法原理、部分八段錦的武術應用，分享給讀者，好讓世人從新認識這能養生、健身又能增加武學功力的經絡養生八段錦。

筆者希望練功有成的讀者，也能為推廣此養生瑰寶而盡一份心力，讓更多極需幫助的世人走出陰霾。但養生是需要長期練習的，有時候一字之差，練久了不養反傷，或效果極差。建議有意推廣本功法的讀者，應該先參加本協會正式的推廣班，把本書完全研究通透，自己先把感覺找回來，並確定能完全呈現本書所列的效果之後，再將之推廣於社會。因為傳授一個千年的養生秘寶不能太躁進，是必須對自己、大眾以及道統負責的，更不要讓筆者想為八段錦宣揚於世的心願，又功虧一簣。

若真有環境或時間的限制，而必須自我學習者，請務必依循本書的圖文練習，且練功的過程，若有疑問，歡迎上網諮詢。

為了讓同好們有比較順暢的學習範本，本書採取一鏡到底的錄影存檔，再擷取照片的方式製作，故書中照片若稍有細節模糊或角度不甚理想的現象，請讀者見諒。

感 謝

感謝主惠參與八段錦功法的研討與本書的編排，讓全書的內容更加豐富；也讓我對本書的用字遣詞、功法的細節，更加地精確、有信心。也感謝諺銘教練參與本書進階篇的示範，讓功法獲得武學方面的驗證；陳瑤教授以其專業的藝術涵養幫我定裝、掌鏡以及後製的指導；中芸在每張照片上的編排、修圖，讓本書在極艱困的成本控制下，能達到如此令人滿意的水準，也讓我更能集中心力於功法上的研究。更感謝本協會的總教練田豐教官與許多陪我鍛鍊的同好，讓我所悟的心法能獲得進一步的應證，或在教學的過程中獲得長足的進步，在此一併致謝。

經絡養生八段錦——進階　Fb QR Code

目　錄

經絡養生八段錦【進階】

第一章　八段錦簡介

千年不易的中華養生文化

上醫治於未病

　　當年戰後嬰兒潮的人群，現在都已經到了退休年齡。另外一群因為習慣不良、作息不正常或生活壓力，所造成的亞健康人口也是日趨嚴重。

　　這兩大族群越來越多，造成了許多已開發國家醫療體系極大的負擔，甚至產生了國力及經濟上整體衰退的困境。故全世界有許多專家、學者都在尋找最佳的方案，期望能解決這兩大族群所造成的崩盤危機，於是我國「上醫治於未病」的養生方法又獲得了世人的重視。

　　我國古代醫療資源不足，若有瘟疫，則屍橫遍野、舉國哀號。有智者將自己強身健體的養生之術，傳與普羅大眾，以助大

家平日保持身心健康，危急時可趨吉避凶。

如今人口集中、交通便利，世界猶如比鄰，瘟疫的傳播更加迅速與兇猛，如何備有強健的身心，以對抗來勢洶洶的疫情，更是現代人的當務之急。

自古以來，我國的醫家、養生家研創了許多的養生功法，能流傳至今者，都是經過千百年來的驗證。其中最受青睞的，莫過於太極拳，它是舉世公認，同時兼具修心、練氣、養生、健身、防身的養生運動，估計全世界的愛好者有近億人。

太極拳為了要達到武術攻防的目的，有很多招式的變化與基本功要配合。更有些以套路比賽為主的選手，為了吸引裁判的青睞，另創了許多高難度的花式動作。讓許多不明就裡的學習者花了許多的時間，來鍛鍊非常人的協調性與肌肉力，也花更多的心力，來記住那些近乎奧運等級的動作細節。

簡短、質樸的實用養生功法

其實練氣養生是一種回歸本我的修煉，重點在尋找自己與大自然的相契合。若花了太多的時間、心思與體力在記動作、調身形，根本無法靜下心來體會那些微妙的能量互動，以至於練了幾十年太極拳或某些養生功法，還沒有得氣者比比皆是。而能達到內氣在丹田、經絡間運轉，運用於武術攻防者，更有如鳳毛麟角般的稀少。

有部分的習練者，只是想要藉由練氣養生的功效，來調理自

己年久失修、日趨沉重的身體與病痛。他們並沒有想要成為一個武林高手，實在沒有必要去記住那些繁雜的細節，也沒有那麼多的時間，來鍛鍊那些古人並沒有講清楚的精妙招式與練功心法。

對於重在養生的人而言，另一質樸、簡短又有神效的養生功法「八段錦」，就有效率多了。八段錦僅有短短的八招，動作少，涵蓋範圍卻十分周詳，也沒有那麼多的動作細節要同時達成，練習者可以更容易集中意念，專心於自身氣機的開闔，讓其與大自然能量的韻律共舞。方法正確者，慢則三週，快則三十分鐘，即可領會到氣流周身的暢快感，得氣的速度是一般功法無法比擬的。

八段錦另一大特點就是分門別類地針對全身經絡、五臟六腑及脊椎等做導引調理。並以內氣來打通經絡中的淤塞點，藉以清除長、短期累積的毒素與痠痛，讓身體以自我調理的方式恢復正常。

同時八段錦也是極佳的武學基礎功法，只需四兩的鬆柔勁，即可發揮極大的武術效果。很適合想要學幾招簡單又有效的防身術，以應付緊急狀況之需的婦女或上班族修練。

因為八段錦是以意、氣，針對逐條經絡的調理。修練得法者，可以很容易學會如何將意、氣在經絡中切換或改變流向，加上纏絲勁法的導引，有助於突破習武者練意、練氣的關隘，對於中、高階鬆柔武學的提升，有極大的幫助。

八段錦也不需要任何的器材與場地，只要稍有空檔，就可以

練一小段。而且還可以依個人的需求，選擇部分的功法來加強練習，簡單、方便又收效極佳。

唯我中華文化中這些千年不易的養生智慧，仍須盡快地科學化，找出其中的科學道理。否則光憑信念、個人體驗與見證來推廣，部分全盤接受西方科學教育的年輕人是不買單的。

輪椅族也能練的八段錦

老年化的社會來勢洶洶，許多家庭有長期臥病的長者，只能由子女或看護推著輪椅出來曬曬太陽。一個長期臥病的長者，通常需要二至三個健壯的年輕人來照顧，因而喪失了極龐大的生產力與創造力；台灣又是全世界臥病週期最長的國家之一，這對家庭、社會甚至個人都是極為沉重的精神與經濟負擔。

這群長者比任何人都需要經由練氣養生來調養身體，坊間卻很少有適合他們的養生運動。有鑑於此，筆者特別修訂了一個現代版的坐式八段錦。去掉了纏絲環繞，以及腳法方面的動作，雖沒有立姿八段錦那麼好的效益，但更簡單、更安全，適合行動不便的病患溫和養生需求。如果他們願意認真練習本功法，必定能獲得更健康、更有尊嚴的快樂人生；甚至有重新站起來的希望。

另外，長時間坐在椅子上的辦公者或開車族，也可以將此坐姿八段錦學起來，在有空檔的時間練習一兩個動作，只要花個二、三十秒的時間，就能獲得提神醒腦，趕走疲勞的神奇效果。

練功注意事項

　　許多人把八段錦它當成柔軟操來習練，雖有一部分的效果。但要獲得期待中練氣養生的好處者，就不能把它當一般的體操來練習，只做動作而不管心法。

　　本書第四章八段錦的進階篇裡，會有八段錦心法、原理的探討，有意精進的讀者應好好研讀，因為那對於養生或武學的深入研究，有極大的助益。已經稍有基礎的讀者，也可以把功法原理先瀏覽一遍，再參照招法來練習，會有更快速且深入的體會。

　　但考慮到有部分的長者無法一下子就熟練那些較高難度的心法，筆者建議這部分的讀者，至少要把下列幾個注意事項弄清楚，尤其是前面兩項，因為那是八段錦與一般的體操、運動最大的差異所在，然後照著第二、三章的八段錦招法來做練習，還是會有相當的神效；否則效果大打折扣，有可能和我早期所犯的錯誤一樣，帶著失望的心情離開這神奇的養生寶藏。

一、自然★

　　八段錦的養生原理是以自然為本。所以中正安舒、氣機蓬勃、內心充滿平安、喜樂是我們練習八段錦必備的要素。如果讀者在練習的過程中，要是有不自然、不舒服的感覺，要不是筆者

的文詞表達不好，讓讀者有所誤解，就是讀者還有一些不良的習慣還沒去除。

二、剛柔相濟★

剛強的時候聚氣，要如怒目金剛般的盡力。鬆柔的時候行氣，要如煙霧飄過湖面般地輕柔。

八段錦雖有繃緊的時段，也是為了要尋找、體會後面跟著來的鬆柔，是符合陰陽相生、剛柔相濟的自然法則。

三、修心養性

現代的社會競爭激烈，人們幾乎把時間和精力都投入到工作中，忽略了日常的情緒和壓力的紓解，容易在體內造成氣結。這種氣結會阻礙人體正常的新陳代謝，最後就會破壞人體內部系統的平衡，造成疾病，甚至為癌症提供了一個溫床。

八段錦不另外花費任何金錢和時間，就能撫平我們五臟六腑的鬱結，讓我們恢復健康狀態。但更應該清理自己內在不良情緒的來源，寬恕別人，最重要的是放過自己。只要事事感恩，就能阻絕各種負面的情緒，讓您的身心真正地放鬆。

四、環境與地點

招式中有許多深層呼吸，並向天、地吞吐能量的練習，故最好能找一個環境優美、讓自己身心舒適的地點。若能有一群夥伴

一起修練，能互相分享經驗與諮詢更好；並比較不會有一曝十寒的問題，也防止有人操練過猛，氣聚於某個穴位而舒緩不開時能給予協助。

五、痠痛的處理

平常時比較少運動者，頭幾次可能會有痠痛的感覺，那是正常現象，讀者只要把次數、強度降低，待體力變好之後再慢慢增加強度即可。

六、經　絡

經絡學中把全身經絡分陰陽兩大族群，讀者只需先大略記得：任脈與五臟（心、心包、肝、脾、肺、腎）屬陰，督脈與六腑（大腸、小腸、胃、膽、膀胱、三焦）屬陽，屬陰的經絡大都是經過人體的陰面❶，屬陽的經絡大都是經過人體的陽面❷。

---

❶人體的陰面：平常曬不到陽光的一面，例如：前胸、小腹、手掌心、大腿內側等。

❷人體的陽面：平常容易曬到太陽的一面，例如：腰背部、手背、腳外側等。

王顥霖　天微資訊股份有限公司　總經理

　　我從事的是資訊業，為了趕專案的時程，經常熬夜、拼命工作。扛了二十幾年的工作壓力，身體開始出了狀況；比較嚴重的是甲狀腺亢進，還有頸椎、腰椎的椎間盤突出舊傷等。醫生說我壓力太大，讓我警覺到身體健康的重要，心想是該找一個養生功法來保養一下了。

　　當林老師要我先練八段錦時，我心想：這個我學過，就是做體操而已。但林老師說這是練氣養生、重返嬰兒狀態最快速的方法；又說能重返嬰兒狀態者，行、住、坐、臥是以氣代替肌肉力，身體自然會健康，病痛自然會減少。看同學們都興致勃勃地練習，只好先忍著不說喪氣的話。心想：說得這麼神奇？那就試看看囉。

　　真所謂明師難求，我是幸運能得其門而入。林老師所教的八段錦，功法原理清晰，引證古今中外科學論證，一切以剛柔為法，以自然為師，更與太極拳融會貫通。正是聽君一席話，勝讀十年書，我這才真正認識了中國古老的養生瑰寶——八段錦。

　　特別的是第一次依著林老師的教法做「**五勞七傷往後瞧**」

時，兩手氣感流串，身體與心靈都感受到滿滿的能量，非常療癒。也把一週以來每天盯著電腦或手機螢幕，所造成的疲勞、痠痛一起帶走了。原來做對與做錯，效果真有天壤之別，我真的愛極了用這一招來養生。

現在每天都會找一小小時段，來鍛鍊八段錦的幾個招式，讓自己身心放鬆。而且是日起有功，現在腿力增強很多，下盤也更穩了，全身大部分的經絡也能夠拉開；對於功法中幾個比較困難的動作，都已經可以很輕鬆的應對了，原來的病痛也舒緩了許多。

好玩的是練習熟悉之後，我現在已經可以，完全不用力地發出太極的按勁與靠勁，威力還遠大於一些練了幾十年太極拳的朋友，讓我這個從不運動的文弱書生，不僅達到養身的功效，也可以簡單做到武術的應用，辛苦還是有收穫的。

欣聞林老師要把平常諄諄教誨的寶貴知識，集結出書，這是大家的福氣，也祝福讀者們都能夠細心體會，從中得益。

邱琴茹　保險業

每當我身體疲累、肌肉緊繃、心情焦躁不安等負面感受時，特別喜歡來一下「**雙手托天理三焦**」，因它動作最簡單，藉由一鬆一緊的鍛鍊，帶動全身的肌肉一起放鬆，讓氣遍及四肢百骸，讓原本緊繃的肌肉、焦燥不安的情緒都能獲得釋放，有效提升了工作的專注力與效率。

非常感謝林老師的傾囊相授，得以學習到八段錦與太極拳的精髓，不僅身體變得更健康，也讓生活的每一天充滿活力與喜悅，感恩。

張晏豪　中華民國傳統整復推拿師職業工會

全國聯合總會　專任師資

「筋長一吋，壽延十年」，其實拉筋，按照現代生理學的講法，「筋」指的其實應該是「筋膜」，而不是「筋腱」。所以對於拉筋這項運動來說，要做的是對筋膜做適切地延展，而不是胡亂的用力拉扯筋腱。

大家都知道太極拳是一項非常有效的肌筋膜放鬆運動，但其實要做到有效地延展筋膜，我首推崇的就是「八段錦」。在「八段錦」的八個不同動作當中，每一功法都有獨特的身體運作方式，都會針對性的去控制特定部位的筋膜，讓其在安全的範圍內做最大的延展，並藉由該動作來強化神經的傳導，進而可以改善諸多因神經傳導不良而產生的身體問題。

就中醫來說：氣是人體當中最重要的元素，對於整體的生理機能而言，是最不可或缺的。在西醫來說：人體依靠的是所謂的電生理，因此神經傳導絕對是人身體上最重要的作用。「氣」與「電」都是屬於能量的一種，在人體之中氣、電是共生的，甚至可以說：「氣就是電；電就是氣。」所以肌筋膜延展性佳，神經傳導就強，也就表示氣在人體內運行就會良好。

朋友們，想筋長延壽就來打「八段錦」吧！

張雅涵　芭蕾&現代舞老師

身為一位舞者，又從事芭蕾舞教學工作多年，我的身體每天都必須承受著極嚴格又精準的技巧鍛鍊。比起其他的同學，舞者的韌帶、肌力與柔軟度當然是絕佳又令人羨慕的，要完成八段錦的招式也還算輕鬆。

但每次認真打完這八招之後，身體總是像卸下了千斤重擔般的輕盈。我形容那是一種「活水」的感覺，我知道……在我看不見的身體空間內，氣正如川流源源不絕，行氣導血使我疲勞的肌肉、關節和精神都得到了自行恢復──解套。

在學有所得之後，我開始將「八段錦」的內涵融入在現代舞課程暖身與身心放鬆的訓練，讓我的學生在舞蹈訓練的過程中，除了學習西方舞蹈的舞姿形塑、動作質地以及動力發展之外，也能體會到中國武術獨特的氣蘊。

許諺銘　財團法人塑膠工業發展中心　技術開發專員

早期在台大以及中研院的實驗室裡，通常一坐或一站就是數小時，進入產業界後還需要搬動重物，導致腰酸背痛、肩頸僵硬，時常要找醫師針灸或推拿。

自從學習太極拳與八段錦後，就逐漸有能力自行舒緩工作中累積的壓力，保持身心的健康以及身體的柔韌度。尤其林老師所

傳的八段錦，利用特定的身體擰轉姿勢，拉伸局部螺旋線，配合意念的導引，以及一鬆一緊的運作方式，可以很容易感受能量循著螺旋線的流動。這讓我能更深入體太極拳的螺旋勁，以及以意使氣、以氣運身的鬆柔境界，所以我會將八段錦當作練拳前的暖身，更重要的是它能紓解我工作久坐或久站後的疲勞。

在林老師的引領下，成為汪脈朱傳楊氏太極的第八代傳人，並有機會獲得朱春煊師爺的親自教誨，聆聽楊氏太極眾祖師爺的奇聞軼事，以及一些密傳心法的解析，開始探索太極拳鬆、散、通、空的自然之道，以及拈花指、棉裡針、用意不用力……等神奇的太極武學。但最神奇的是：這些高深太極武學的基礎功法，居然也都與林老師所傳的八段錦相通，或有相輔相成之效果，讓我在練氣養生以及太極武學的精進上一路暢通，節省了太多寶貴的時間，感恩！

Sandy陳昱璇　新創公司財務主管

忙碌的生活與工作壓力，常常讓人忘了如何放鬆，日積月累而成為身體的不適。自從學了「八段錦」，透過筋絡的鬆緊及內息的吞吐，達到舒緩筋骨、調理氣血的功效，讓我身上各個角落逐一地放鬆下來，同時也改善了許多不良習慣及錯誤姿勢，讓我獲益良多。

原來看似簡單的招式，蘊含了古人對於練氣、陰陽調和、筋絡養生的浩瀚知識。最棒的是只有短短的八個招式，新手也可以

很快的上手，而且還有機會變成武林高手 !?

黃柏堯　中華民國傳統整復推拿師職業工會全國聯合總會
　　　　專任師資

　　在工作上必須分別使用筋膜鬆弛術去調理內臟的生命頻率與
活動空間，使臟腑恢復應有的「蠕動律（motility）」和「能動
律（mobility）」；也常用筋膜鬆弛術，促使經過頸部的迷走神
經❶和橫膈神經的延展，讓迷走神經神經管內的流暢性更好，有
益於紓解體內慢性炎症導致的各種問題。

　　開始學習八段錦後，發覺其中一招「五勞七傷往後瞧」，除
了身心放鬆，調理經絡外，還可按摩體內的各個器官，使臟腑恢
復應有的生命律動，也同時調理了迷走神經和橫膈神經的延展，
一招功法可以同時達成這些西方醫學多個手法的好處，真佩服我
國這千年前所發展的神奇養生術。更何況對應於不同的臟腑、經
絡，八段錦還有七招很有效率的功法。

　　越深入八段錦越覺得其蘊含了大量的人體科學知識與應用，

❶迷走神經（vagus nerve）：人體內第 10 對腦神經，是腦神經中最
　長，分布最廣的一對，含有軀體感覺神經、內臟感覺神經、軀體運
　動神經和內臟神經等四種成分。屬於副交感神經系統，與交感神經
　系統拮抗性地調整人體的心率、呼吸、腺體分泌及肝、腎上腺等重
　要器官的血流量分布等。常見的影響有糖尿病、高血壓、焦慮症、
　偏頭痛，消化問題和身體慢性炎症相關的問題等。

原來八段錦不只可以用東方的經絡學來解釋，也可透過西方的骨病醫學、筋膜學、神經學來解析。何其有幸可以跟隨林老師接觸此一大寶庫，並可與如此眾多的西方醫學知識體系互相驗證，此乃人生一大樂事呀！

ShaRon 簡　　貿易公司　業務經理

　　為了身體健康，朋友建議我學個八段錦好練練身體，結果誤打誤撞，不但感受到體內「氣」的存在，在林老師耐心的指導下，藉由八卦和大自然的事物，也領悟許多太極拳的真義以及簡單的防身之術，莫名的朝著武林高手的路前進，哈哈。

　　古代的聖賢藉由觀察大自然，進而用在自己的健康和武術上，這實在是很珍貴的文化傳承，希望有緣者能珍惜。

第二章　坐姿八段錦

　　為了行動不方便的長者以及必須長時間坐在椅子上的上班、開車族。筆者特別開發了現代版的坐姿八段錦，功法中我們捨棄了部分腳法、身法、意念以及纏絲的要求，這樣的八段錦簡單多了，但效果會有小部分的折扣。

　　不過為了安全或者環境的限制，這樣的取捨是恰當的，若認真操作，其練氣養生的效果仍然很好。

　　長期沒有運動或體弱多病者，不需要一下子就想完全做到功法要求，應該循序漸進，效果自然是日益增長，而非一次就讓自己累翻了。若有身體狀況不佳或環境不允許者，至少要認真做好功法中有打星號（★）者，這是重點之中的重點。而且不要操之過急，一天不做太多回合❶，等身體有進步之後，再慢慢增加其他的要求。

　　如果條件許可，讀者也不要就此停留在這個章節的功法裡，因為立姿八段錦的養生效果更完整，得氣的速度也更快速。更何

---

❶以一招做四到八次，做完八招為一回合。

況立式八段錦的武術應用，是筆者好不容易才找回來的中華文化瑰寶，在緊急時，有趨吉避凶的好處，一技在身受用無窮，是買一送一的大放送。

功法練習中以自然呼吸為佳，有特別提到呼吸的動作則遵照圖中提醒呼吸。

練功千萬不可貪快，練對來，一次有一次的增長，如果練錯，樣樣通、樣樣鬆，很可能一輩子的功夫就白白浪費了。

一、雙手托天理三焦

適合對象

適合學生、辦公族，老年退化、長照臥病者，低頭族。特別針對肩頸痠痛，彎腰駝背者有很大的幫助。

功效解說

此仰天上托的動作，是調理三焦經與心包經，又可以把胸腔、腹腔、骨盆腔以及脊椎附近的筋骨伸展開來，可促進血液的循環，有增進各臟腑的新陳代謝，以及調整體態之功效，故有全身性調理的功效。

注意重點

剛柔——全程皆鬆柔，唯有托天時必須盡力撐住，好似天只由你一人撐住一般，讓兩手三焦經、心包經與胸腹的任脈皆有強烈的繃緊感。

更多注意重點、經絡解說，請參考立姿八段錦內容。

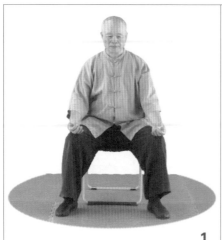

1

★柔。預備式,身心皆放鬆,平穩地坐立於椅子上。兩手拇指輕輕觸摸中指。

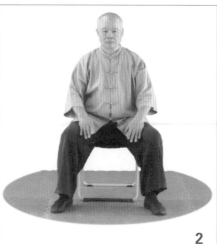

2

柔。含胸垂掌,翻落於大腿內側。

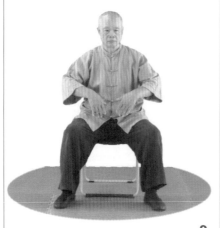

3

柔。兩手緩緩鬆柔地上提(指尖鬆垂)。

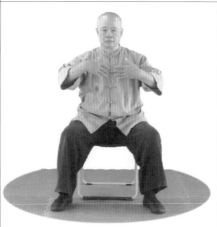

4

柔。邊上提邊翻掌,上提至胸口。

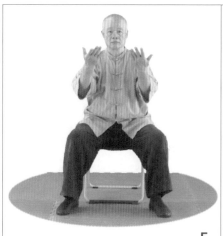

5

柔。垂肘、翻掌向上，好似手捧
絲巾一般。

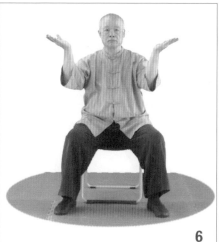

6

柔。持續螺旋翻掌過肩。

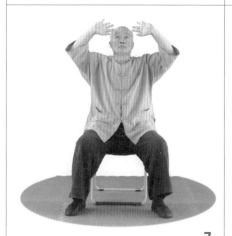

7

★柔。持續螺旋翻掌，好似兩手
拿著大印章，要往天空蓋章一
般。（翻天印）

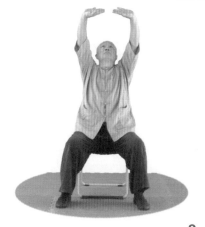

8

★★剛。兩手極力上托，讓中指
隔空相對，抬頭注視著兩手中
指。（聚氣10秒）

第二章　坐姿八段錦

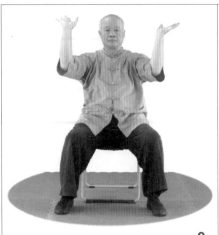

9

柔。身心放鬆，兩手鬆落。（掌
心朝上）

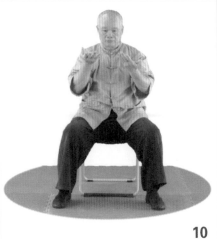

10

柔。兩掌持續螺旋鬆垂（掌心向
上）。

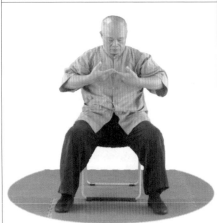

11

柔。兩掌至心窩高度時，張肘，
指尖螺旋向內。（掌心向上）

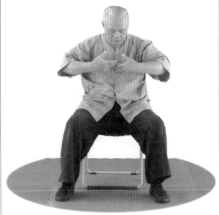

12

★柔。含胸擴背，吞口口水，讓
指尖完全向內。

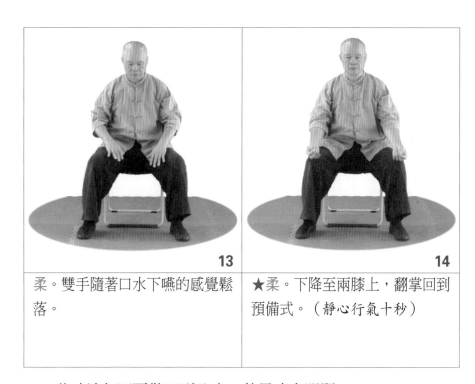

13	14
柔。雙手隨著口水下嚥的感覺鬆落。	★柔。下降至兩膝上，翻掌回到預備式。（靜心行氣十秒）

此功法每回要做四到八次，效果才會明顯。

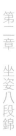

二、左肝右肺如射鵰

適合對象

肩頸痠痛、氣悶、鍵盤族、眼睛疲勞、偏頭痛者。

功效解說

古人就有每日開弓百次，以求強身健體的記載。此擴胸拉弓的動作能活絡肩背的氣血，以減緩胸悶與肩頸痠痛等問題，也是維持體力的最佳保證。當用力撐住的手放鬆下降時，使原本要抵達拇指與食指的氣血加上血脈重力的慣性，由頭、肩部迅速衝開肺經與大腸經絡中不順暢的經穴。

肝經與眼睛氣血相連，故以眼極力注視前手及立姿時的極力下蹲都是對肝經的調理。

注意重點

剛柔——全程皆鬆柔，唯有開弓的最後一程時必須用力撐住，好似兩手之間真的有一把巨弓必須用力撐開一般，將掌心撐出成直立狀，並將前手拇指與食指用力撐出一個C字形，讓肺經與大腸經有強烈的繃緊感。

更多注意重點、經絡解說，請參考立姿八段錦內容。

經絡養生八段錦【進階】

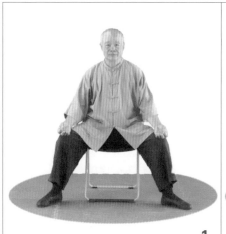 **1**	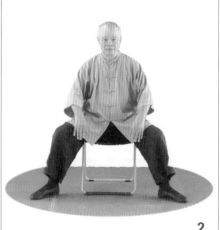 **2**
★預備式：兩腳撐開，兩手拇指輕觸食指尖，置於大腿上。	柔。兩掌翻落，轉至大腿內側。
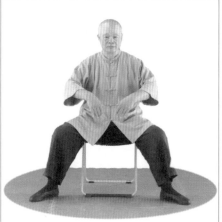 **3**	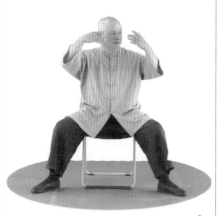 **4**
柔。兩手緩緩鬆柔提起。（指尖向下）	柔。兩掌螺旋翻轉打開。

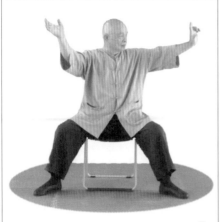

5

左剛右柔。左手立掌，掌根奮力
豎起，食指與大拇指成C形，其
餘三指捲縮。前推至左側。

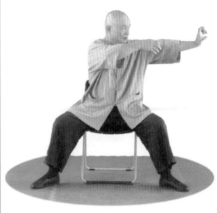

6

★左剛右柔。右手食指輕輕貼在
拇指的指甲邊沿，環繞到左肘內
側，成拉弦狀。

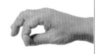

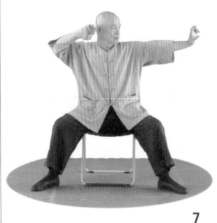

7

★★剛。右手拉開與耳平，如開
弓狀。兩眼注視著左手拇指與食
指所繽成的C形，意想C形之間
有氣環繞。（聚氣10秒）

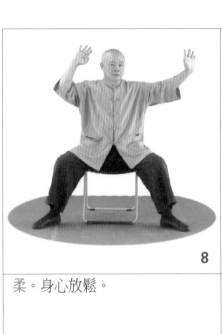

8

柔。身心放鬆。

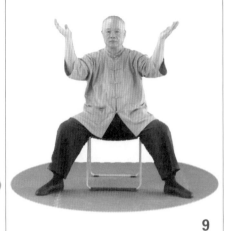

9

柔。含胸擴背，鬆開兩手飄回
（如雲霧般輕柔）。

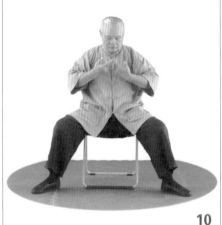

10

柔。兩手向內捲落至心窩處，吞
口口水，雙手隨著口水下嚥的感
覺而鬆落。

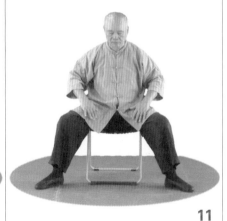

11

柔。伸展腰背，兩手鬆落至大腿
內側。

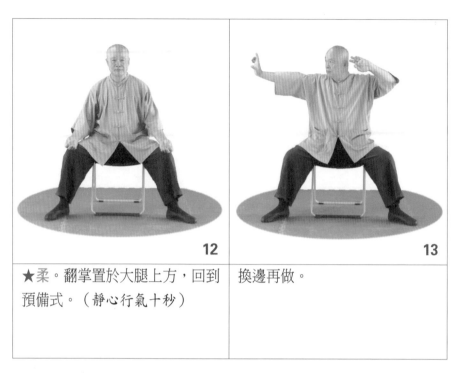

★柔。翻掌置於大腿上方，回到預備式。（靜心行氣十秒）	換邊再做。

此功法每回要做四至八次，效果才會明顯。

三、調理脾胃需單舉

適用對象

加強脾胃功能，改善胃脹、胃悶、食慾不振、肌肉鬆弛等的現象。

功效解說

此功法中上下撐開且扭轉的手臂配合上半身的絞轉，可以調理腹部的脾經與胃經，故有開脾健胃、促進新陳代謝與食慾的效果。

注意事項

剛柔：

1.兩手極力撐開時，好似要撕開大白鯊的大嘴巴，必須極力撐住十秒才能逃生一般。

2.只轉上半身，下半身盡量保持原來狀態，讓前胸、腹部有扭緊的感覺，效果才會明顯。

更多注意重點、經絡解說，請參考立姿八段錦內容。

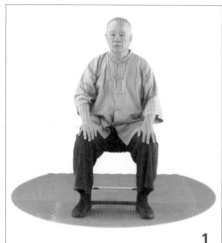

1

★柔。端坐，兩掌貼於膝蓋上方。

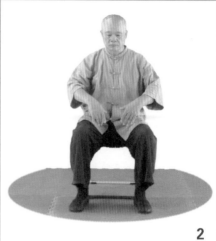

2

柔。經由大腿、小腹上提。

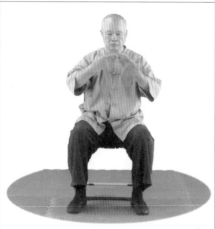

3

柔。鬆肩，墜肘並翻轉手掌向上。

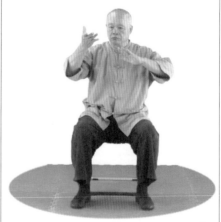

4

柔。右掌持續螺旋向上，左掌翻轉向下。

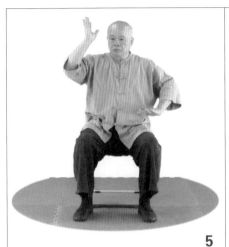

5

柔。兩掌分別螺旋翻轉，上下分開。

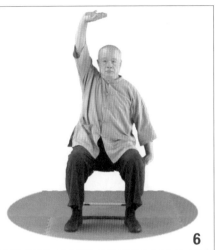

6

★剛。意想右掌盡力托天，左掌盡力按地，兩手指尖皆盡力旋轉，指向自身中軸。

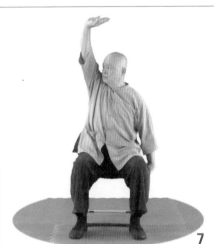

7

★剛。把上半身微微右轉，絞轉兩肩及胸腹，讓脾、胃經絡繃緊為度。

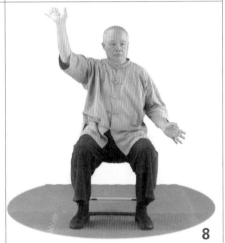

8

柔。聚氣十秒後，身心放鬆。

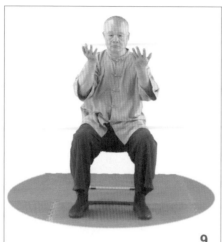

9

柔。兩掌持續鬆柔地螺旋纏繞回至與肩高。

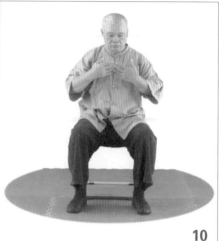

10

柔。兩掌持續螺旋纏繞，至指尖向內時吞一口口水。

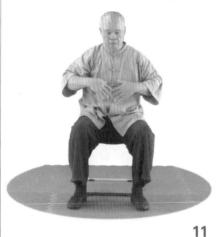

11

柔。隨口水下嚥的感覺，兩掌持續鬆降。

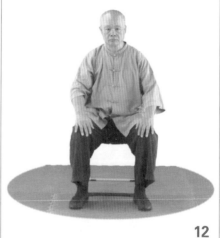

12

柔。恢復預備式（靜心行氣十秒）。

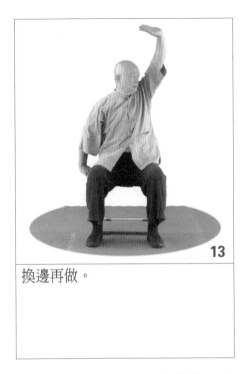

13

換邊再做。

　　此功法以每回左右各做四至八次，效果最佳。

四、五癆七傷往後瞧

適合對象

適合生活或工作壓力過大，久坐辦公室、心情鬱悶的族群。

功效解說

在中國傳統醫學裡，五臟、內分泌等屬陰，與任脈、手三陰、足三陰等經絡的氣血循環有關。故想整治五癆七傷，除了注意營養、適當的運動與休息之外，就要針對此七條屬陰的經脈一起調理效果最好。

注意事項

剛柔——轉頭後瞧時有左右扭轉脊柱附近的肌肉群，並帶動了整個頸椎筋骨的鬆動，但有行動不便者，亦不勉強。

動作——開時，眼追手，合時，手追眼。意念所繫的手不超過眼睛的視角餘光範圍。

更多注意重點、經絡解說，請參考立姿八段錦內容。

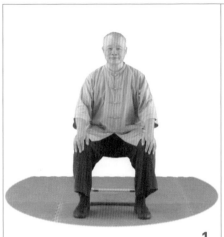

1

★柔。預備式——兩掌輕撫著膝蓋。

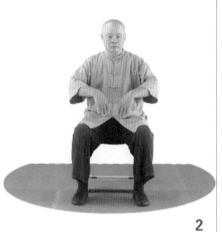

2

柔。鬆落於大腿內側後，緩緩提起。

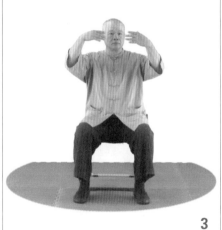

3

柔。兩眼追隨、注視著左掌。

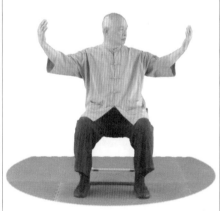

4

柔。兩眼持續追隨左掌而扭轉頸部。

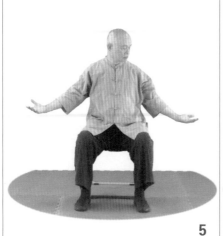

5

★柔。肩頸鬆垂，兩眼持續注視著左掌心。

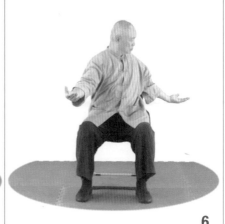

6

★剛。依照體能上半身緩緩地向左後方旋轉，但下盤盡力保持原來方向。（聚氣十秒）

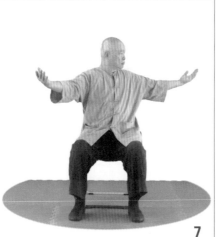

7

柔。全身放鬆，利用身軀絞轉的反彈力逐漸回正，同時兩手如晨霧般地飄升。

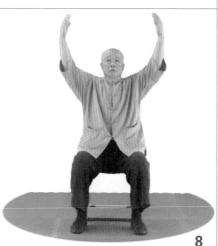

8

柔。兩掌持續飄昇。

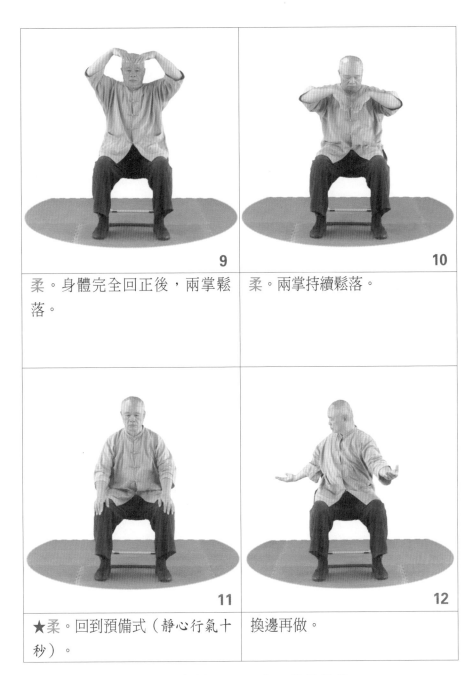

9	**10**
柔。身體完全回正後，兩掌鬆落。	柔。兩掌持續鬆落。
11	**12**
★柔。回到預備式（靜心行氣十秒）。	換邊再做。

此功法以每回左右各做四～八次，效果最佳。

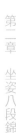

五、搖頭擺尾去心火

適合對象

適合壓力過大、用腦過度、熬夜苦讀、久坐辦公室的學生與上班族，或精神耗弱、睡眠障礙的中老年人。

功效解說

此動作的「轉頭」、「擺尾」將體重壓在一邊的手臂上，同時絞轉了胸腔、腹腔，有調理腋下與鎖骨下的淋巴結，刺激腹腔內的副交感神經的作用。並靠著搖頭扭身，調理了心經與任督二脈，火有去處，即可達到清心降火，有助於大腦的新陳代謝，達到提神醒腦、精神安逸的功效。

注意重點

剛柔──全程皆鬆柔，唯有回頭時必須兩手用力撐開，好似擰麻花一般，讓兩手與肩膀的心經、小腸經有強烈的繃緊感。

動作──過程中盡量將身軀鬆開，讓體重完全由兩手支撐，盡量絞轉兩臂的心經與小腸經。

更多注意重點、經絡解說，請參考立姿八段錦內容。

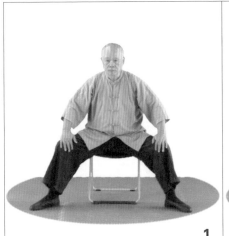

1

★柔。預備式。兩腳撐開，兩掌貼在膝蓋上。

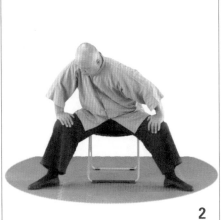

2

柔。重心右移。

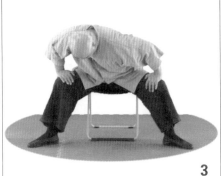

3

柔。上半身鬆落於右膝內側，以右臂撐住上半身的體重。

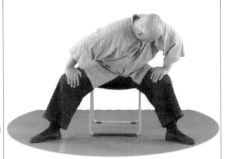

4

柔。利用右臂之反彈力撐開，將重心推至左膝上方。

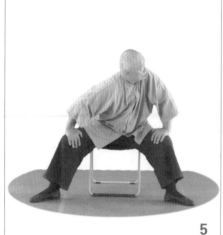

5

★剛。兩眼注視左上方，左臂完全撐起上半身體重，並把兩腿撐開。

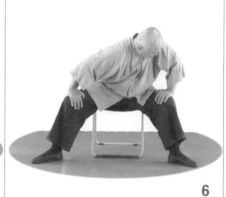

6

柔。上半身鬆落於左膝內側上。

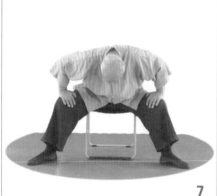

7

柔。持續放鬆，頭回到向正前方。

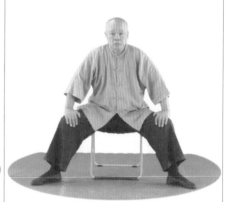

8

柔。兩手撐起，回到預備式（靜心行氣十秒）。

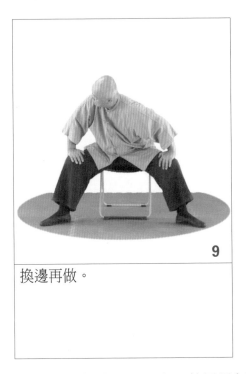

9

換邊再做。

左右各做四～八次，效果最好。

六、 背後七顛百病消

適合對象

適合慢性疾病以及內分泌系統失調者，尤其肩頸痠痛、五十肩、老年退化者、各類結石者。

功效解說

人腦與脊椎掌控了人體荷爾蒙、運動神經與自律神經的運作，脊髓還是人體最重要的造血器官，這四大系統的不健全，影響的何止是百病？根本就是萬病之源！

脊椎又是人體骨架的主要支柱，也是人體內氣運行的主要通道，故脊椎的老化影響健康至鉅。

此功法背後輕輕地彈抖與伸展可直接刺激整條脊椎，調整五臟六腑的懸吊空間，與主要的運動神經、自律神經、腦下垂體等，有刺激調整荷爾蒙系統的功效。

立姿八段錦還有輕微地震盪全身骨架，可刺激骨骼的增長與鈣質的吸收，對成長中的小孩的增高以及中老年人骨密度的的保養亦有很大的幫助。

深呼吸、拋球、顛腳、甩手等動作，又有抽筋拔骨、通氣血的效果，也有加強全身肌肉訓練的效果，故此功法對全身性的改

善效果極佳。

注意重點

剛柔——讀者在沉、合、吸、提、放、吐的分解動作熟練後，也可以用點勁，節節貫串地把掌心亮出去，上半身好似籃球場投三分球的動作。

其餘全程皆鬆柔，越是放鬆者（鬆而不餒），全身的自然鬆彈次數就會越多，通常是以能雙手能擺動七次為合格。

動作——若座椅有扶手，則去掉雙手擺盪動作，避免與扶手碰撞。

更多注意重點、經絡解說，請參考立姿八段錦內容。

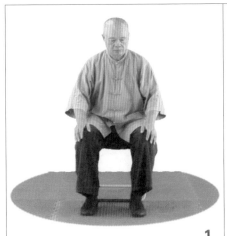

1

★端坐，兩手鬆落於膝蓋上方。

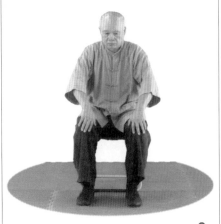

2

沉、合。胸肩下沉，兩手、兩肩同時往中間合攏。

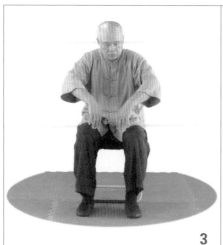

3

吸。吸氣，將氣吸入背部。

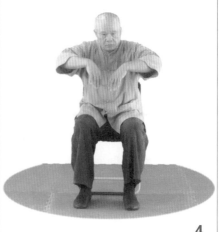

4

★提。讓脊椎挺起，兩手輕輕提
起。

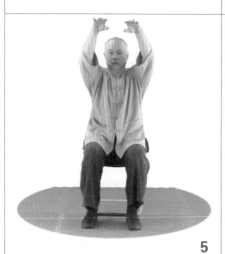

5

★放。兩手節節貫串而出，似將
東西拋出的動作。

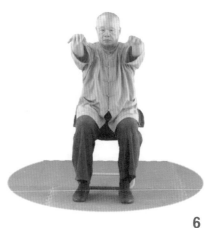

6

★吐。任兩手隨勢放鬆下墜。

經絡養生八段錦【進階】

058

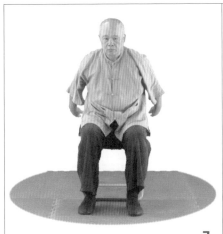

7

★兩手自由擺動，是尋找人體自然的律動，而非刻意擺動。

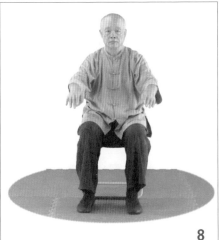

8

★兩手自由擺動，以七次為標準。

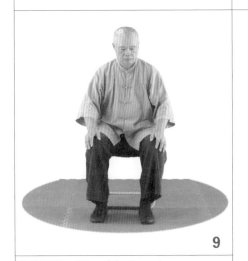

9

回到第一動，循環不已。

此功法可以重複做十分鐘以上效果最好。

七、攢拳怒目增氣力

適合對象

適合身體虛弱、精神不濟、偏頭痛、全身無力、臥病在床者。

功效解說

人體的氣力來源主要就是要有一顆強健的心臟。攢拳、拱背的動作，就是對手上的心包經與肩背的筋骨做一調理，讓氣血衝開心包與三焦經中不順暢的穴位。

又人體肩、頸以及頭部布滿了手三陽、足三陽經絡以及督脈等的重要穴位，此七陽經絡的通暢與否，對人體的元氣影響極大。故練此功法時，要奮力張嘴、怒目、拱背，以調理此七陽經脈。

注意重點

剛柔——全程皆鬆柔，唯有拳到前方定位時，必須用力曲捲兩拳，背部也用力往後撐圓，讓兩手心包經與胸腹撐出一個圓。並要盡力張嘴打個大呵欠或做怒目金剛狀，以調節七陽經脈的內氣。

更多注意重點、經絡解說，請參考立姿八段錦內容。

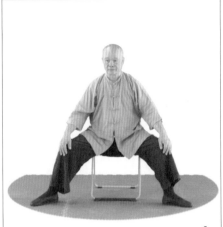

1

★柔。預備式，兩腳撐開，兩掌貼於膝上。

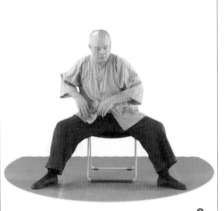

2

柔。兩手鬆落至右胯前，畫弧提起。

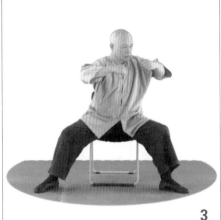

3

柔。兩手至心窩高度後成半握拳，緩緩向左擠出。

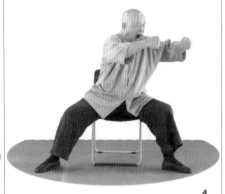

4

★剛。兩手擠至左腳上方後，兩拳握緊，盡力捲曲，與肩背拱成一個圓形。張嘴打一個大呵欠。

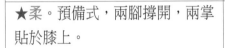

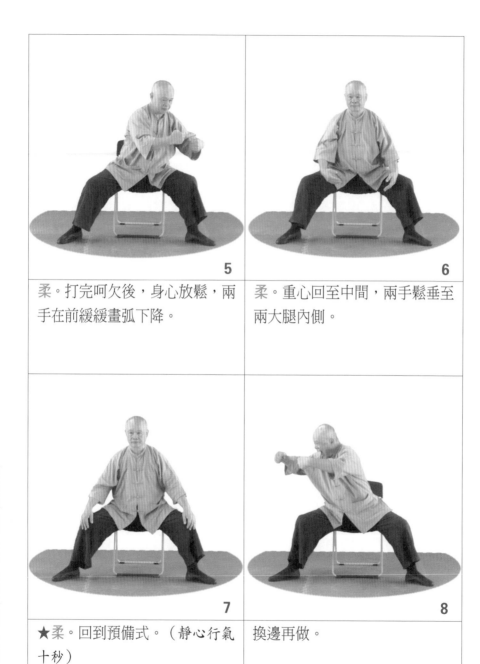

柔。打完呵欠後，身心放鬆，兩
手在前緩緩畫弧下降。

5

柔。重心回至中間，兩手鬆垂至
兩大腿內側。

6

★柔。回到預備式。（靜心行氣
十秒）

7

換邊再做。

8

以兩邊各做四至八次效果最好。

八、兩手攀足顧腎腰

適合對象

適合精神緊繃，壓力過大、長期過勞、身體僵硬、腰背痠痛者。

功效解說

此功法在腰背伸展至繃緊的狀態下，再特意讓呼吸往來通過腰背，有助於調理伸展腎經與膀胱經。最後還把八個功法所聚集的氣，經由兩掌輸送入腰腎，有溫養、按摩腎臟的功效。

注意事項

剛柔——此功法有兩次繃緊動作，第一次是在完全鬆落到底時，兩手與兩膝產生對抗，並把空氣吸滿背部時，讓背部的膀胱經與肩頸肌肉都獲得拉筋的鍛鍊。

第二次是在兩手攀住腳踝後，並把空氣吸滿背部，讓整個膀胱經與部分腎經產生緊繃感才是正確的練法。

其餘時段則是越鬆越好。

更多注意重點、經絡解說，請參考立姿八段錦內容。

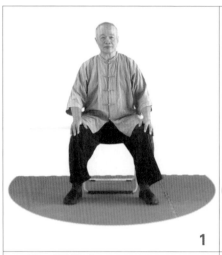

1

★柔。預備式。

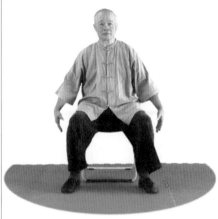

2

柔。兩手往外擴展（分開約120度角）。

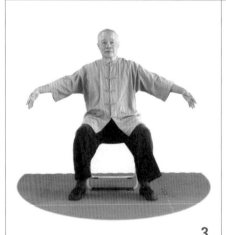

3

柔。持續擴展上升（兩手應該在眼睛視角範圍內）。

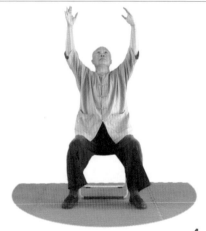

4

柔。兩手升至最高點，頭隨之上抬，眼睛注視兩掌。

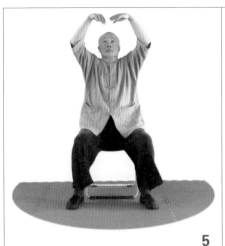

5

柔。兩手由指尖開始鬆垂，依序帶動指、掌、腕、肘、肩等關節一一鬆落。兩眼追隨兩掌下視，吐氣。

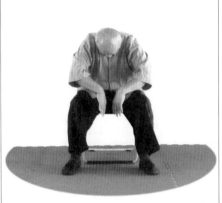

6

柔。兩手持續往下鬆落，依序帶引頭、頸、肩、背、腰逐步鬆落。

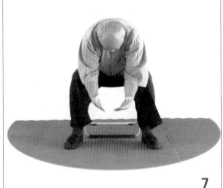

7

柔。兩手翻掌向上，鬆落於兩膝之間。

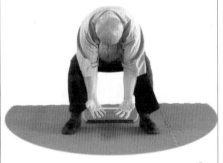

8

★剛。兩臂往外撐開，兩膝則往內夾住，成對抗狀，讓腰背筋膜盡力伸展。再特意讓呼吸吸滿腰背，緩緩地三次深呼吸。

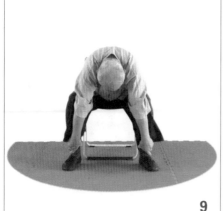

9

★剛。兩手攀住兩足的腳踝，挺腰，讓腰背筋膜盡力伸展。再特意讓呼吸往來氣走腰背，緩緩地三次深呼吸。

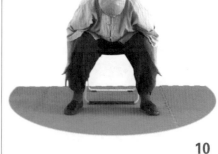

10

柔。身心放鬆，兩掌撫著小腿後方，緩緩挺腰上升。

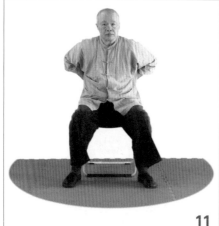

11

★柔。兩掌貼住兩腎，意想兩腎緩緩地呼吸，將整套功法所積蓄之氣（熱能）由掌心傳至兩腎（至少三次呼吸）。

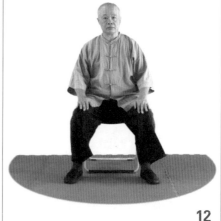

12

柔。回至預備式，意想兩腎持續呼吸（靜心行氣十秒）。

此功法以每回做四至八次效果最好。

第三章　立姿八段錦

　　腳上有足三陰、足三陽經絡，佔了全身十二對經絡的一半，對五臟六腑以及全身經絡的影響非常大，故立姿八段錦的養生效果遠優於坐姿八段錦。而且立姿八段錦更兼具有武術基礎功法的鍛鍊，如果讀者沒有太大的體能問題，請務必將立姿八段錦學完。

　　熟悉中醫的經絡、穴位，對八段錦功法的學習還是很有幫助的。但初學者只需記得經絡的大略位置就可以了，因為每次的鍛鍊之後，在內心寧靜的狀況下，內氣會自動奔流於正確的經絡位置，屆時讀者要記住就容易多了。

　　立姿八段錦功法中有動作、意念、纏絲環繞等註解，讀者可以分批分段學習。初學者，可以先把剛柔以及有做星號（★）的動作做好即可，因為那是重中之中的重點，等熟悉了這些重點之後，再慢慢地把它們串起來。記性不好的長者甚至可以先練手部動作，等熟悉了後再配上腳法。畢竟養生跟吃飯一樣，是要天天、長期的鍛鍊，不是一兩天的事情。

　　想要加強養生效果的讀者，動作一定要配合意念，效果才會

顯著。想要有武術功效的讀者，更要依圖照中有關鬆柔、沉墜、意念與纏絲的說明練習，否則練習到武術的部分時，將會有許多的障礙。請讀者不要急著跳過這些比較細膩的部分，務必將本章的功法通通練習紮實來，才會有八段錦完整的功效。

呼吸：練習時自然呼吸，有特別提到呼吸的動作，則照書中提醒呼吸。

基礎功法　無極樁

《太極拳經》裡面的第一句話就說：「**太極者，無極而生。**」也就是說：沒有無極就練不好太極。所以有些人練拳多年，可能只是因為沒有花一點點時間去弄懂無極的含意，而讓其學拳的生涯跌跌撞撞，一直無法大幅成長。

「無極」是太極理論中最基礎也是最重要的觀念，是人類大部分運動的基礎元素。古代聖賢對無極的定義是「**天地未開，混沌未明，陰陽無形，動靜無始，元氣混而為一。**」並以一個空圈來表示。

從上述的定義來看，人身無極的最基本要點就是身心放鬆、自然平衡、內氣充盈且全身鬆柔而富有彈性，這樣才能動靜無始，元氣混而為一。凡是想要將某些鬆柔運動提升至藝術層級者，都一定要好好地練習無極樁，才能在運動中獲得最自然、完美且最穩定的成績。

無極椿❶

選擇一環境自然、舒適的地點，身心放鬆，內氣充盈，兩腳平鬆落地，全身有如要坐高腳椅，將坐未坐的剎那，中正安舒。尾閭下墜，有如將其浸入溫泉般。

要有身如水母漂浮於水中的感覺，外界的任何風吹草動所產生的能量波動，都能讓自己完全融入，或隨波逐流。或意想自己完全透空，讓陽光、蟲鳴鳥叫都能穿越自己一般，能感受到天地能量在身上通過，氣機充滿全身之感。

如此練習，初學者以五至十分鐘的放鬆開始，若能逐漸加長時間至三十分鐘以上，並能進入上述的狀態則算練成。

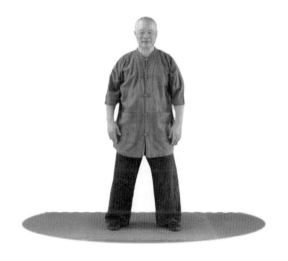

無極椿圖

---

❶細節可參考太極拳中的摔法──林明道著作P67.第二章基礎功法。

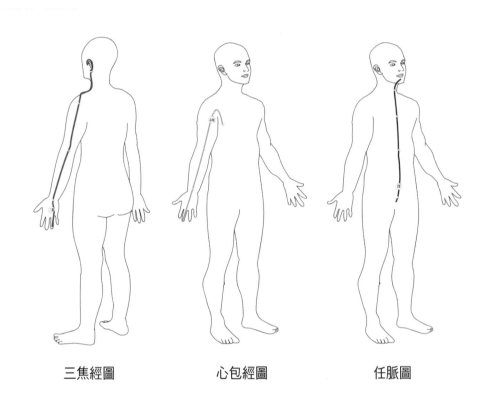

三焦經圖　　　　　　　　心包經圖　　　　　　　　任脈圖

機 理

　　人體軀幹可分為胸腔、腹腔、骨盆腔三大部分，中醫合稱為三焦，有協助全身臟腑運作，統管人體基礎循環之功能，若三焦經不順暢，對人體健康影響非常大。

經 絡

三焦經起始於無名指，循手背陽面中間上行，通過肩頸至頭部繞過耳後，止於兩側眼尾。

心包經起始於心臟上方，循手內側（陰面）中間下行，通過手掌中間的勞宮穴，止於中指端，左右相同。

無名指的三焦經與中指的心包經是一對的（互為表裡），故兩條經絡一起調理，效果最佳。（如上頁圖）

注意重點

剛柔——全程皆鬆柔，唯有托天時必須盡力往上撐住，好似天只由你一人撐住一般，讓兩手三焦經、心包經與胸腹的任脈有強烈的繃緊感。兩手下降時，要完全放鬆，使原本要通行至中指、無名指的氣血加上血液重力的慣性，由頭部兩側迅速衝開心包、三焦經絡中不順暢的經穴。

意念——托天時，意念必須在兩手的中指與無名指之間，可以意想指尖之間有火花放電或氣團旋繞。

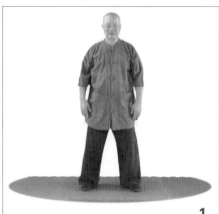

1

★柔。無極樁，兩腳平均站立，身心皆放鬆。

意念：有如坐在高腳椅上的感覺。

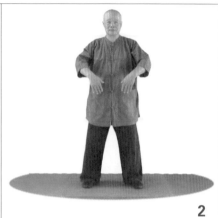

2

柔。身心再次鬆沉，兩手緩緩上提。

意念：放在兩手的無名指上，好似要以無名指抽提腳前那看不見的絲線般。

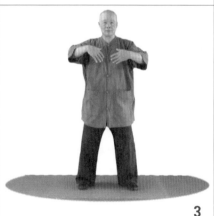

3

柔。兩手過心窩之後，緩緩翻轉。

意念：放在兩手的中指上，好似要以中指纏捲胸前那看不見的絲線般。

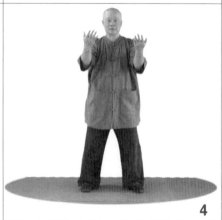

4

★柔。兩肘垂降，兩掌鬆柔地往外旋開（順纏）至兩掌向上，如捧絲巾狀。

意念：與上同。

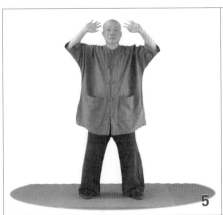

5

★柔。兩肘畫弧上揚，兩掌持續輕柔地旋轉往外翻轉（逆纏）。（此為翻天印，好似古人敬天的動作）。
意念：兩掌有如托著一顆大印章，要往斜上方蓋章一般。

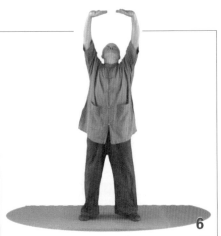

6

★★剛。兩手手指撐開，並極力上托至頂（逆纏），兩手中指隔空相對，抬頭、挺腰。（聚氣十秒）
意念：意想無名指與中指之間有氣旋不斷。

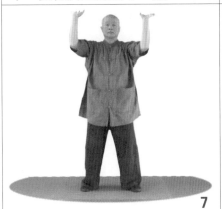

7

柔。吐氣，身心一齊放鬆，上半身微微沉坐於胯上，兩掌持續放鬆，緩緩旋轉而下（順纏）。
意念：意想兩掌心如有糖果，不要讓其掉落。

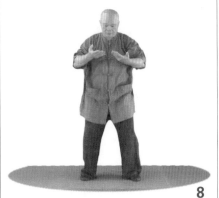

8

柔。兩掌持續鬆沉、旋轉至胸前。（順纏，手掌心仍向上）

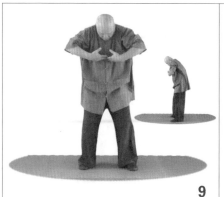 **9**	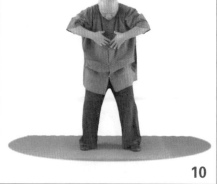 **10**
柔:讓指尖轉向心窩（逆纏），心窩一吞，拱背。 意念:意想口內如有口水，將之吞嚥而下。	柔。吞一口氣之後，兩掌緩緩翻落，讓指尖下垂（逆纏）。 意念:意想所吞之口水，緩緩流入心窩。
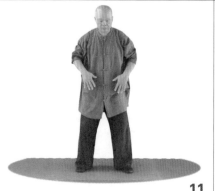 **11**	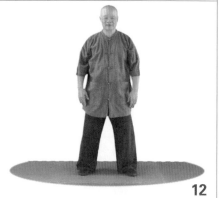 **12**
柔。全身放鬆，背脊挺直，兩手過心窩之後自然垂落（順纏）。 意念:意想那口水慢慢的流下小腹。	★柔。回到無極樁。（靜心行氣約十秒） 意念:意想中指與無名指間之氣旋不斷。

此功法每回連續做四至八次，效果才會明顯。

⊙操作正確的初學者，會有無名指或整個手掌心脹、麻、熱、針刺或隨著心脈跳動等行氣的感覺。

二、左肝右肺如射鵰

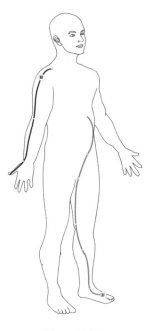

肺經、肝經

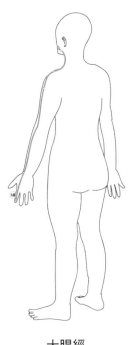

大腸經

機 理

　　肺臟負責人體與外界新陳代謝最大量也最頻繁的空氣。大腸主要是負責體內食物殘渣的排泄，所以拇指與食指所通過的肺經與大腸經影響人體的健康至鉅。

　　肝臟則是人體內最大的化工廠，排出人體內新陳代謝所產生的大部分毒素，也合成出多種身體必要的成分。

經 絡

經絡：此功法以調理肺經、大腸經與肝經為主。

肺經起於鎖骨以下、肺葉的側上方，循著手臂的陰面下行，止於大拇指指甲根部旁。

大腸經，起於食指指甲根部旁，循著手臂的陽面上行，止於鼻子兩旁的法令紋上，與肺經同屬一族群（互為表裡）。

注意重點

剛柔——全程皆鬆柔，唯有開弓時前手必須用力撐住，好似用力撐開一把巨弓。將拇指與食指用力撐出一個C字形，並用力將掌心推出，讓肺經與大腸經有強烈的繃緊感。

拉弓後，要盡力鬆沉下坐，讓兩大腿內側的肝經有強烈拉開與緊繃感。

意念——開弓定式時：意念必須集中在前手的拇指與食指所開出的C字形之間，好似倆指尖有氣團在旋繞。

動作——此功法腳上開合的動作在武學應用上很有用，只想學養生的讀者，可以一次開合到底。但要依體能把腳打開越寬越好，膝蓋與腳尖的方向要一致，以避免膝蓋的磨損。

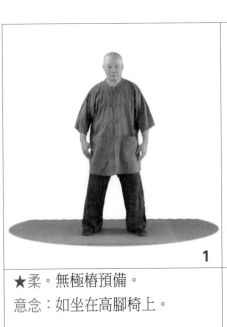

1

★柔。無極樁預備。

意念：如坐在高腳椅上。

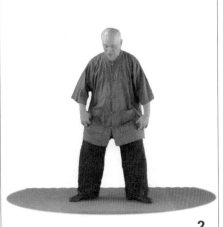

2

柔。腳跟著地，腳尖外擺；開腳
（1）

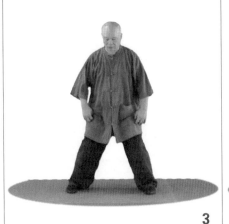

3

柔。腳掌著地，腳跟外擺；輾腳
（2）

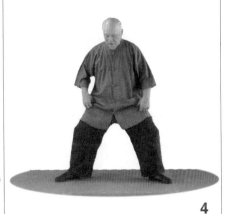

4

柔。開腳（3）

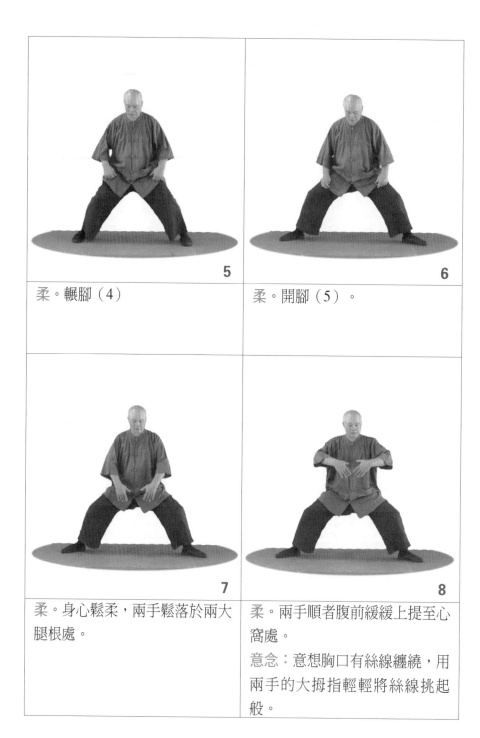

5

柔。輾腳（4）

6

柔。開腳（5）。

7

柔。身心鬆柔，兩手鬆落於兩大腿根處。

8

柔。兩手順者腹前緩緩上提至心窩處。

意念：意想胸口有絲線纏繞，用兩手的大拇指輕輕將絲線挑起般。

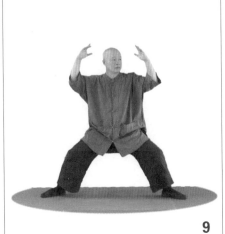

9

★柔。兩手翻掌畫弧攤開至斜前
方45度角（順纏）。
意念：意想改以食指，輕輕將胸
口的絲線挑起。

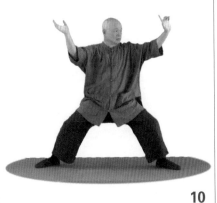

10

柔。兩手持續翻掌張開（逆纏），
左手掌心往左推出。右手在原地
畫圈飄回。（左手食指與大拇指
張開成C形，其餘三指捲縮。）

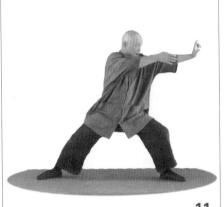

11

★左剛右柔。左手推至與左肩平
（逆纏），右手順纏飄回至左肘
處，如要拉弓弦狀。（右手食指
輕輕地觸摸拇指的指甲邊緣，成
一半圓形。）

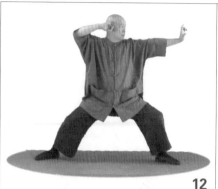

12

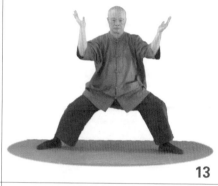

13

★★剛。兩手相撐，右手緩緩拉開（逆纏），左掌心用力撐出，讓左手的肺經與大腸經有強力緊繃感。兩手拉至極限後，轉頭，兩眼凝視著左手的C形。

身體端正，盡量下坐，直到大腿內側有緊繃感。（聚氣十秒）

意念：意想左手拇指與食指所繃成的C形，有氣旋環繞。

柔。身心完全鬆開，吐氣，左手往內回收（順纏），右手往外展開（逆纏），各收至身前兩邊約45度方向。

意念：兩手鬆如雲霧般鬆柔，讓其自然飄回。

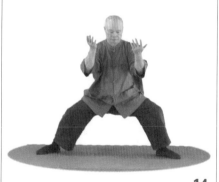

14

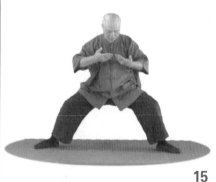

15

柔。鬆肩垂肘，兩掌畫弧旋轉內收（順纏）。

意念：眼觀鼻。

柔。兩手持續鬆沉下降（逆纏）。

意念：同上動。

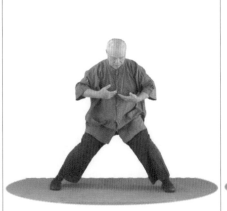

16

柔。吸氣一吞，含胸拔背，兩掌持續內收向自己心窩（逆纏），扣腳。

意念：鼻觀心。有如吞口水般的感覺。

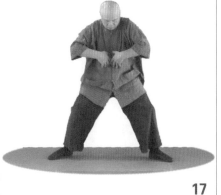

17

柔。兩手翻掌向下（逆纏），輾腳掌、併腳。

意念：心觀丹田。內觀心意順著口水往下。

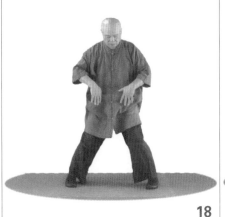

18

柔。兩掌持續鬆垂（順纏），扣腳。

意念：丹田觀尾閭。

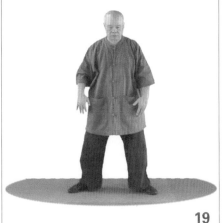

19

柔。兩手持續鬆垂至兩側（順纏），輾腳掌、併腳。

意念：如上動。

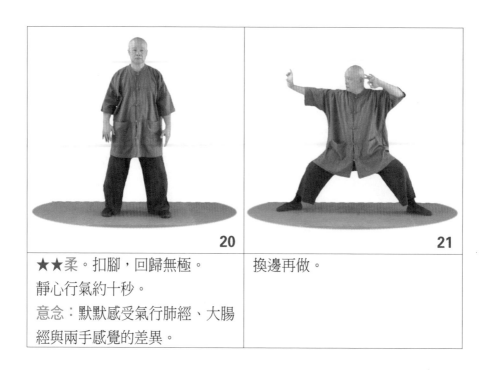

20	**21**
★★柔。扣腳，回歸無極。 靜心行氣約十秒。 意念：默默感受氣行肺經、大腸 經與兩手感覺的差異。	換邊再做。

此功法每回連續做四至八次，效果才會明顯。

⊙如有正確地操作，大拇指或食指（肺經與大腸經）將會有脹、麻、熱、針刺或隨著心脈跳動等行氣的感覺。

三、調理脾胃需單舉

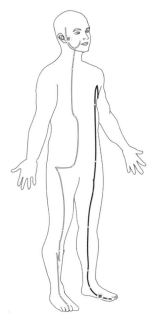

胃經、脾經

機 理

胃主消化：胃是消化系統裡的第一器官，和人的活力有非常強的關係。

脾主運化：脾把消化系統所吸收來的營養運送到全身，並把體內細胞所排出的廢物帶出來。古人所說「脾不束肉」即指脾臟的功能不佳而肥肉亂長。

經　絡

　　脾、胃經絡在兩腳的前方，進入腹部後兩條經絡交叉，脾經轉入身體靠外側的肋骨，胃經則通過胸前、脖子，直上臉部。所以上下撐開且扭轉的手臂，加上上半身的扭轉，可以絞轉腹部與大腿的脾、胃經絡。

　　此單舉的動作，極力延展身體兩側，也有開脾肋、促進消化與食慾的效果。

注意事項

　　剛柔——兩手極力撐開時，要好似自己身在一個崩蹋的帳棚中，必須極力撐開才不會垮下來。

　　動作——轉上半身時，下半身要向反方向扭轉，讓前胸與腹部有扭緊的感覺，效果才會明顯。

　　意念——上下撐開定式時，意想一手能接天之氣，一手能接地之力。

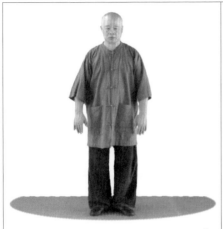 **1**	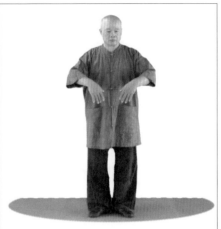 **2**
★柔。平心靜氣，進入預備姿勢。兩腳跟併攏，兩腳尖各開45度角。 意念：如坐在高腳椅上。	柔。身體緩緩下沉，兩掌緩緩地抽提而起。（指尖下垂，逆纏） 意念：好似從腳拇趾處抽著絲線緩緩提起。
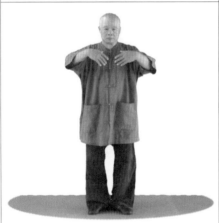 **3**	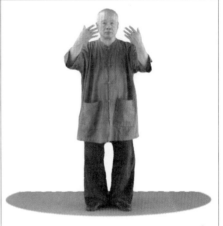 **4**
柔。身體持續下沉，兩手提至心窩高度。 意念：好似以兩手拇指抽取胸前絲線。	柔。沉肩垂肘，兩掌螺旋翻出，掌心向上。（順纏） 意念：好似恭敬地兩掌托著絲巾，要獻給尊長。

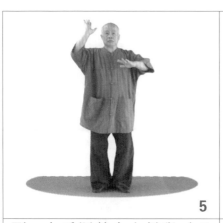

5

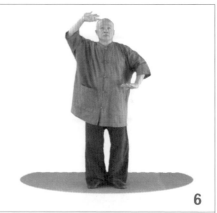

6

剛。右手順勢向上托舉（逆纏），左掌翻掌向下（逆纏）

意念：兩手似要打開一布袋口一般。

剛。兩手持續逆纏分開。

意念：好似要把身前布袋口撐大的樣子。

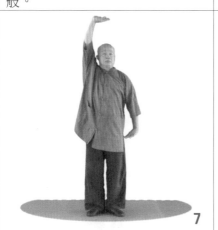

7

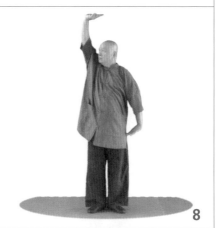

8

★剛。右手掌根上托，左手掌根下按，兩手指尖盡力向內旋轉（逆纏）。

意念：意想將布袋口撐到最大，右掌心似能摸到天際，左掌心能平貼地面般。

★★剛。下半身左轉，上半身右轉，以可以明顯感覺右邊胸腹與大腿的脾胃經絡繃緊為度。（聚氣十秒）

意念：意想身體如石磨般，上下相反，一順一逆一圈圈地的旋轉。

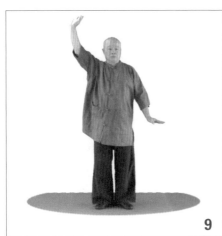

9

柔。身心放鬆，讓兩手鬆柔合攏。

意念：意想心窩處如有一吸塵器，將四肢末端的氣吸進來。

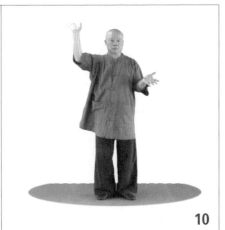

10

柔。身體鬆沉，右手如落葉般輕鬆飄落（順纏），左手如晨霧般輕輕升起，拂向身前（順纏）。

意念：如上一動作。

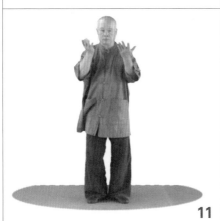

11

柔。兩手掌心向上，在胸前相合。

意念：吸力的原點往後，更深入背脊。

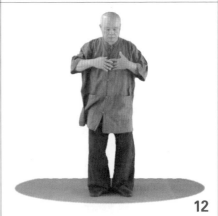

12

柔。含胸吸氣（一吞），兩手指向自己心窩深處，隨勢翻落向下。重心坐於右腳。

意念：好似在吞口水。

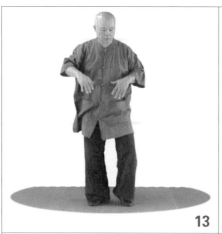

13

柔。兩掌持續飄落（逆纏）。左
腳輕輕提起。
意念：隨著口水流下丹田。

14

★柔。兩手飄落致身體兩側（順
纏），兩腳打開與肩寬，平衡站
立，成無極樁。（靜心行氣十秒）
意念：集中在剛剛高舉的右手以
及身體右側肋骨。

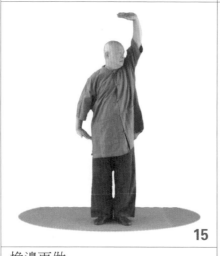

15

換邊再做。

此功法以左右各做四至八次，效果最為顯著。

◉操作正確的初學者，兩手以及兩側胸肋皆有溫熱感。

四、五癆七傷往後瞧

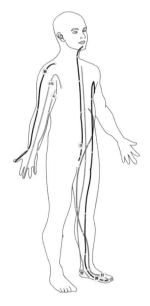

七陰經脈

機 理

「五癆❶」主要是身體過度勞累，導致發炎的狀況，久不調理，會逐漸積癆成疾。

「七傷❷」 主要是情緒、壓力過大，造成五臟、外形、心志的壓抑，進而產生內氣委靡、內分泌失調的各種症狀。

在中國傳統醫學裡，五臟、內分泌等屬陰，與任脈、手三陰、足三陰等經絡的氣血循環有關。故想調理五癆七傷，除了注意營養、適當的運動與休息之外，就要針對此七條屬陰的經脈做

一調理。

　　科學化探討：學習心得分享──黃柏堯。

經 絡

　　任脈在人體軀幹前面正中線，手三陰自臟腑通過手的陰面走到手指尖，足三陰則自腳盤經過腳的陰面從軀幹前面進入臟腑。故開手、轉腰、轉脖子的動作自然可以調理到七條屬陰的經脈。

注意事項

　　剛柔──轉頭後瞧時盡力扭轉脊柱、頸椎以及眼睛，放鬆時對頭部、眼睛以及肩頸的氣血循環幫助很大。

　　意念──開時，當手經過眼前時，眼睛與意念必須跟隨往後瞧的一手而出。到定位時，意想該手可以接天上之氣。

　　　　──合時，眼觀鼻，鼻觀心，心觀丹田，丹田觀尾閭。導引氣走任脈，而手必須跟隨眼睛與意念而收回。

　　動作──兩手緩緩張開時，兩眼要追隨往後轉的手。合回來時，則兩手與意念要追隨兩眼的視線而輕輕地飄回，不要離開兩眼的視角餘光。

---

❶五癆：《素問・宣明五氣篇》：「久視傷血，久臥傷氣，久坐傷肉，久立傷骨，久行傷筋。」

❷七傷：一曰大飽傷脾；二曰大怒氣逆傷肝；三曰強力舉重，久坐濕地傷腎；四曰形寒飲冷傷肺；五曰憂愁思慮傷心；六曰寒暑風雨傷形；七曰恐懼不解傷志。

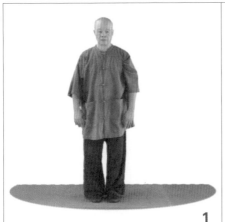

1

★★柔。併腿，兩腳平行站立。
意念：如坐在高腳椅上。

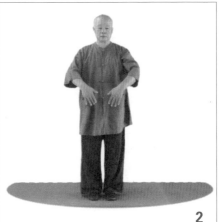

2

柔。兩掌緩緩地抽提而起（指尖
下垂，逆纏）。
意念：好似從腳拇趾處抽著絲線
緩緩提起。

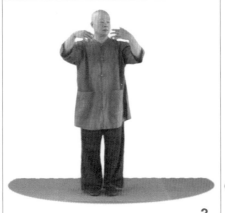

3

柔。至心窩高度時，兩手順勢輕
盈地畫弧翻轉而開（順纏）。
意念：好似心窩處有一團雲霧，
慢慢散開來。

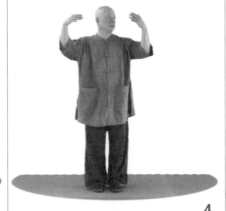

4

柔。兩手持續畫弧翻轉，兩眼追
隨著左掌掌心，帶動頭部旋轉。
意念：意想那團雲霧輕盈地流注
於兩掌，兩掌如欣逢朝露的花苞
一般，緩緩地展開。

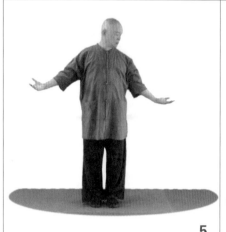

5

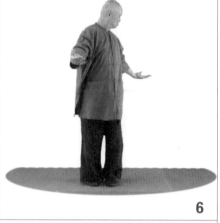

6

★柔。鬆肩下垂，兩眼持續注視著左掌。

意念：意想著左手指接到一片片飄落的雪花。（一次一片雪花，每個指節接一片）

★★剛。扭頭、兩眼持續凝視左掌，上半身緩緩地向左後方旋轉，但下盤（胯以下）則夾腳，反向扭轉，以保持原來方向，讓全身手三陰、足三陰經絡繃緊。

意念：隨著往後轉身，意想指尖的雪花聚集在左掌心，慢慢地旋轉，一次呼吸轉一圈。

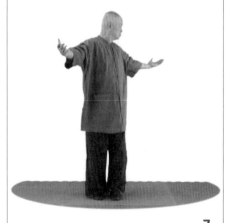

7

柔。眼觀鼻。兩眼放鬆、回正（頭部仍保持向左轉的方向）。

緩慢地將兩手上托至與肩同高。

意念：意想兩手托住掌中的那幾片雪花上升。

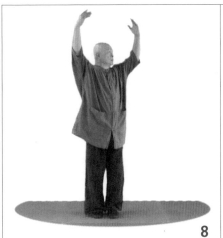

8

柔。鼻觀心。持續放鬆，利用頸部繃緊的彈力，頭部緩緩回正（腰部仍保持向左轉的方向），同時兩掌追隨著脖子的轉動，畫弧上升　（逆纏）。

意念：過程中，意想兩掌心如有靜電般，手上的雪花被靜電黏附在掌心不掉落。

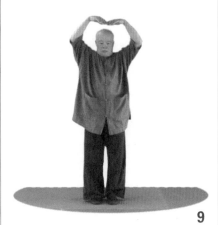

9

柔。心觀丹田。利用腰部緊繃的彈力，上半身緩緩回正，同時兩掌追隨著身體的轉動，畫弧緩緩鬆落到兩肩前上方（逆纏）。

意念：在過程中，意想兩掌有如吸塵器般，將雪花吸在掌心不掉落。

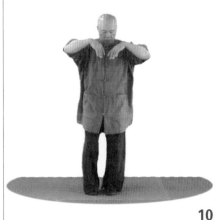

10

柔。兩掌持續垂落向自己胸前。

意念：意想雪花仍吸附在掌心，兩掌持續鬆落。

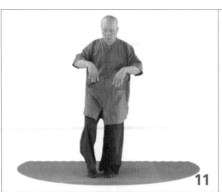 **11**	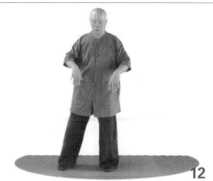 **12**
柔。丹田觀尾閭。兩掌鬆落至心窩，尾閭鬆垂，坐左胯，提右胯。 意念：意想掌上的雪花飄落，兩手追隨著雪花一起鬆落。	柔。開右腳，兩手指尖下垂，緩緩垂落。 意念：如上動。
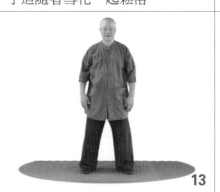 **13**	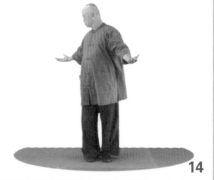 **14**
★★柔。兩腳平均站穩，回到無極樁狀態。 意念：眼觀鼻，鼻觀心，心觀丹田，丹田觀尾閭。（靜心行氣十秒）	換邊再做。

　　每回合連續做四～八次效果較好。

　　◉如有正確地操作，兩手陰面或手掌心將會有脹、麻、熱、針刺或隨著心脈跳動等行氣的感覺。

五、搖頭擺尾去心火

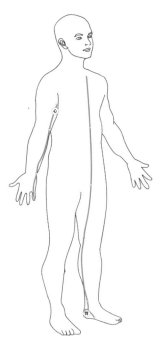

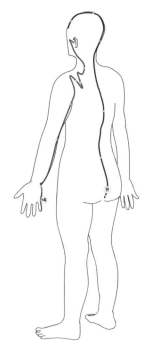

心經、腎經 　　　　　　　　　　　小腸經、督脈

機 理

　　古人所謂的心火與現代醫學的腦神經衰弱、心神躁鬱等相似，通常伴有內分泌失調、便秘、失眠等症狀。此功法絞轉身軀、擰轉手臂，讓胸口、腋下的淋巴結獲得了深層的按摩，又調理了心經與小腸經，有清心降火的功效。

經 絡

手小拇指上有主管思考的心經、小腸經，在功法中強力扭轉肩背筋骨、拳頭，與大腿陰面的腎經，及背後的督脈，可紓解胸悶、肩背痠痛與紓解壓力。並有疏通頭頸兩側血液循環、調理脊椎、頸椎的效果。

注意重點

剛柔——全程皆鬆柔，唯有犀牛望月與白鹿回頭時，兩手與兩肩必須好似擰麻花一般，用力前後撐開，讓兩手心經、小腸經與肩膀有強烈的繃緊感。

犀牛望月：犀牛的脖子不靈活，故此動必須移胯→轉腰→抬頭三個動作分開來做，切勿混成一個動作。

白鹿回頭：鹿的脖子非常靈活，故此動必須在維持身形不動的前提下，可以回頭看到自己後手的小拇指所圈成的小圓圈。

因為動作較複雜且困難度較大，體弱多病者可量力而為，或採取坐姿八段錦的練法。

意念——定式時，要分別注視兩手的小指頭所捲曲的圓心。

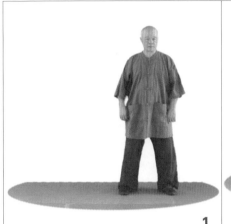

1

★柔。無極樁站立，兩腳平行。
意念：如坐在高腳椅上。

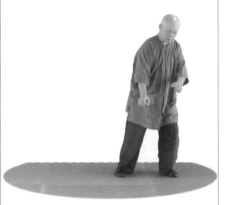

2

柔。鬆沉合肩，下丹田內聚。
意念：如捲鞭炮般，往內捲。

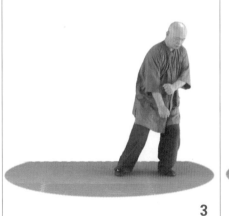

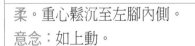

3

柔。重心鬆沉至左腳內側。
意念：如上動。

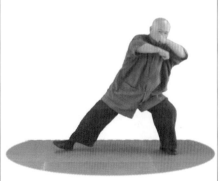

4

柔。利用左腳的彈力，兩腳打開
約三肩寬（依體能而定），開肩
張肘，兩手上提至心窩處。
意念：心窩處有如高空焰火炸開
般擴散。

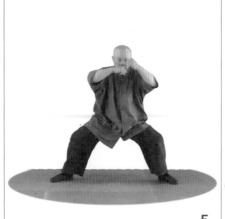

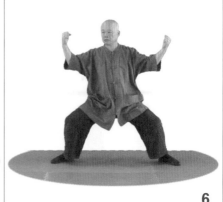

5

柔。右腳落地，兩手自心窩處彈
開。
意念：如上動。

6

柔。重心右移，兩手順勢往外彈
開。
意念：如上動。

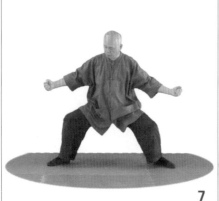

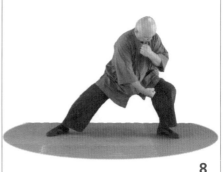

7

柔。沉肩墜肘，兩手鬆放，落於
兩膝上方。眼視右前方。
意念：如高空焰火餘光，往外散
落一般。

8

柔。犀牛望月。重心沉到左胯，
肩背持續鬆垂，兩拳自然捲落至
左胸腹前。兩眼注視著右拳。
意念：如犀牛低頭，凝望水中的
月亮。

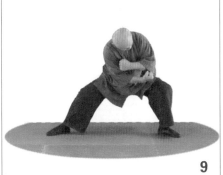

9

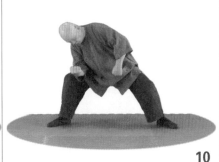

10

★柔。犀牛望月。重心由左胯反彈，移向右胯，兩拳順勢交叉在左腹前，兩眼凝視著右拳。

意念：如犀牛奔騰，欲以肩撞人般。

★柔。犀牛望月。重心反彈至右胯，腰隨右拳向右方轉，眼睛持續注視右拳。左拳同時逆纏分開。

意念：如犀牛以角頂人。

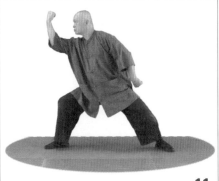

11

12

★★剛。犀牛望月。抬頭，眼睛隨著右拳向右上方瞧。兩手極力擰轉，要能看到右拳小指所圈成的小圈，如犀牛抬頭看望月亮一般。（聚氣十秒）

意念：意念放在眼前拳頭的小指圈圈上。

★★剛。白鹿回頭。身形不動，回頭望後手小指，極力增加兩手、肩、背與腰胯的擰轉。（聚氣十秒）

意念：意念放在後手拳頭的小指圈上。

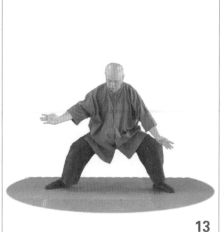

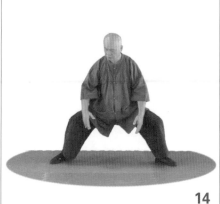

13

柔。身心放鬆，兩手舒展，緩緩
鬆落。

14

柔。兩手與身形持續鬆落，兩手
與重心皆回到正中。

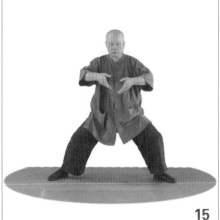

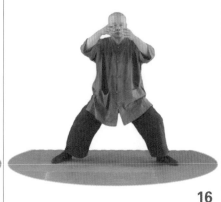

15

柔。身形與兩手如做手拉坯一
般，輕柔地上提。
意念：小指有如滑過土坯濕滑的
表面。

16

柔。兩手飄至下巴高度，掌心翻
轉向下。
意念：如上動。

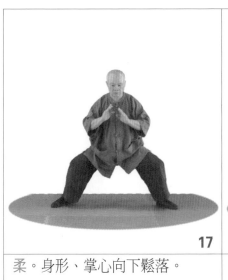

17

柔。身形、掌心向下鬆落。

意念：如卸重擔般地鬆落。

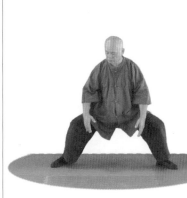

18

柔。兩手落至肚臍前時，向外盪開。

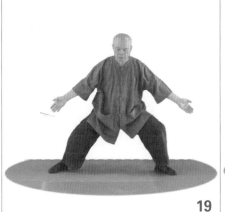

19

柔。兩手隨勢持續盪開，飄向上方。重心移至左腳。

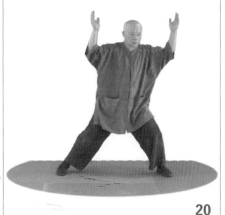

20

柔。兩手飄至肩上，收回右腳。

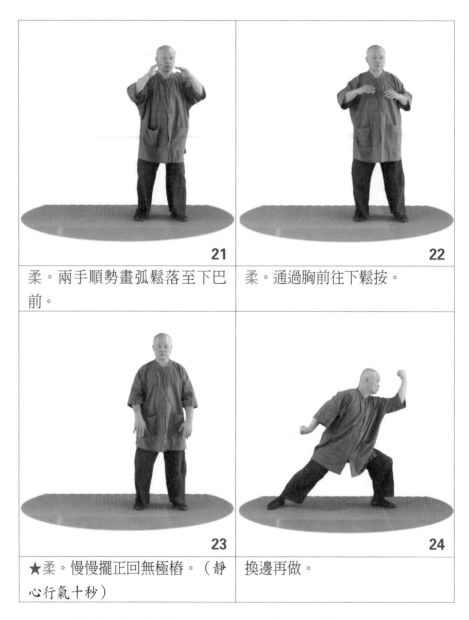

21	**22**
柔。兩手順勢畫弧鬆落至下巴前。	柔。通過胸前往下鬆按。
23	**24**
★柔。慢慢擺正回無極樁。（靜心行氣十秒）	換邊再做。

此功法每回連續做四至八次，效果才會明顯。

◉有正確操作的初學者，手小拇指、心經與小腸經將會有脹、麻、熱、針刺或隨著心脈跳動等行氣的感覺。

六、背後七顛百病消

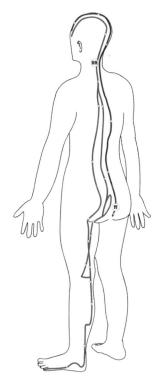

膀胱經與督脈

機 理

　　人腦與脊椎掌控了人體裡荷爾蒙、運動神經與自律神經的運作，脊髓還是全身新鮮血液製造的主角，這四大系統運作不良影響的何止是百病？根本就是萬病之源！

脊椎又是人體骨架的主要支柱，也是人體內氣運行的主要通道，故脊椎與人的健康有絕對的關係。

經 絡

此功法最主要是調節督脈與全身的經絡。

督脈走身後中線，也就是人的脊椎中間，統合全身的六陽經絡。

脊柱旁的膀胱經是全身最長的經絡，與人體水溶性毒素的排泄有很大的關係。

注意事項

鬆緊——全程皆鬆柔，唯有 1.吸時必須用力吸到背部。2.越是放鬆者，全身的自然鬆彈次數越多，通常是以能鬆彈七次以上為合格。

意念——吐時候，全身放鬆，讓兩臂自然鬆落，意想全身的骨肉掉落一地。

動作——切忌下蹲，以免傷害膝蓋，且無氣機鼓盪之效。

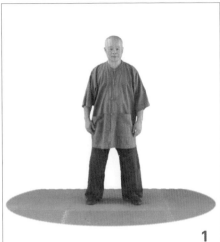

1

★柔。無極樁站立。

意念：如坐在高腳椅上的感覺。

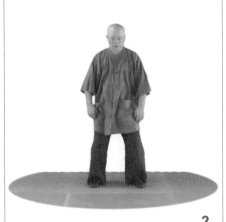

2

柔。沉，沉坐在自己的大腿根上。（切忌往下蹲）

意念：如坐在大瑜伽球一般。

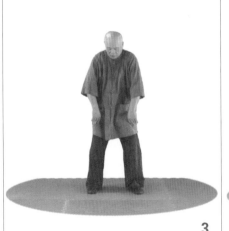

3

柔。合，兩手、兩肩往中間捲合。

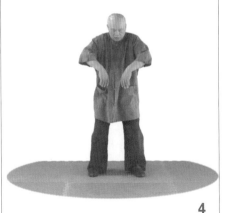

4

柔。吸。特意地將空氣吸入背部。

意念：在背脊的膨脹感。

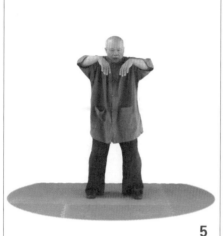

5

★剛。提，讓脊椎挺起，兩手輕
輕提起。由腳、腰、背、肩、手
臂、肘、腕，能量要節節貫串而
出。

意念：意想兩臂與手如眼鏡蛇抬
頭般地靈活。

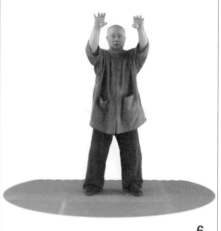

6

★★剛。放。兩手延伸，將掌心
亮出，十指鬆彈而出，好似兩手
投籃的動作。

意念：好似兩掌有物拋出一般。

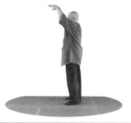

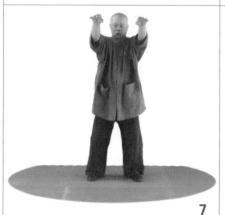

7

★柔。吐。邊吐氣，邊讓兩臂自
然鬆落。

意念：意想全身的骨肉散掉，掉
落一地之感。

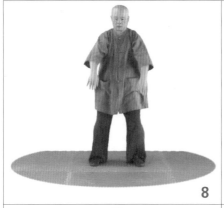

柔。如腳底踩著氣球一般，兩腳跟不踩死，兩手自由擺動，全身隨自然之律動而上下彈落。

意念：去感受人體中軸上下的律動，而不是控制手腳的擺動。

8

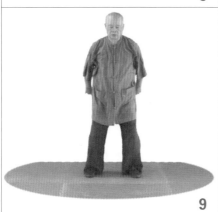

9

10

柔。自然的甩動到身後，並以此產生的上下律動。

如有放鬆的操作者，這個上下的律動會有七次以上才對。

★柔。讓腳後跟自然地彈動，以彈跳七次為標準。

回到第一動，循環不已，此功法要重複做八次以上效果最好。

註：此功法每天可做三十分鐘以上，故有些門派將此功法挪到最後，或單練習此功法。但為了獲得八段錦完整效果的考量，筆者建議還是不要更動順序，可於整套八段錦練習完後，另外增加此功法的練習。

七、攢拳怒目增氣力

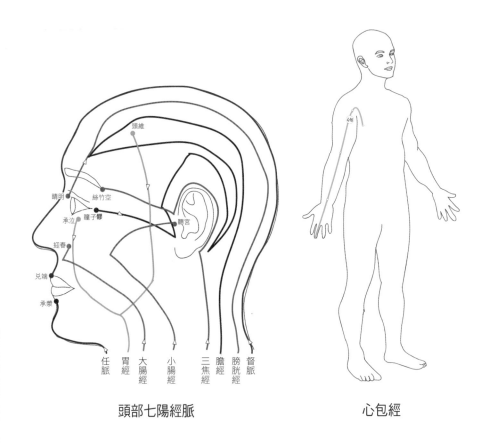

頭維

睛明　絲竹空

承泣　瞳子髎

迎春

兌端

承漿

聽宮

任　胃　大　小　三　膽　膀　督
脈　經　腸　腸　焦　經　胱　脈
　　　經　經　經　　　經

頭部七陽經脈　　　　　　心包經

機　理

　　人體最主要的氣力來源就是有一顆強健的心臟，但要有快速且完整的效益，還是得調動七陽經脈的內氣相助。

　　就像我們感覺疲倦時，去洗把臉、大笑幾聲或打個大呵欠，

馬上就會有心神愉快、疲勞消失的感覺。就是因為這些行為，會讓七條陽的經脈一齊活躍起來的緣故。

當然平日營養的補充與肌肉的鍛鍊，也是不可少的。

經　絡

全身諸陽經絡、督脈皆通過頸部，在頭部的眼睛、耳朵與嘴巴周圍會合。（如上頁圖）

心包經起始於心臟上方，循手臂內側（陰面）中間下行，通過手掌中間的勞宮穴，止於中指端，左右手相同。

此招以調理、疏通頭部、眼睛、耳朵周圍的經絡，以及心包經為主，並同時有增加肩頸兩側血液循環，以及舒展脊椎等功效。

注意重點

剛柔——全程皆鬆柔，尤其鬆手後坐時，讓全身重量鬆沉至後腿。唯有拳到前方定式時，必須用力曲捲兩拳，並將中指緊壓手心的勞宮穴，背部也用力往後撐圓，讓兩手心包經與胸腹撐出一個圓。並要盡力張嘴打個大呵欠，效果才會宏大。（做怒目金剛狀亦可）

意念——兩拳曲捲成圈後，意想由背後供應能量，而讓兩手之間有氣團循環旋繞。

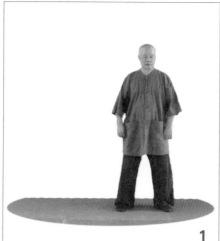

1

★柔。無極椿站立。
意念：如坐在高腳椅上的感覺。

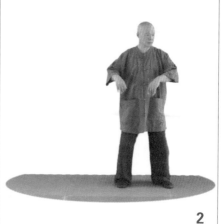

2

柔。以左腳跟為軸，旋開左腳成
45°，兩手畫弧由右腿前方上
提。

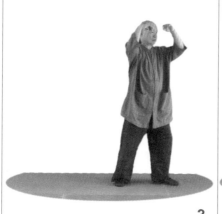

3

柔。兩手飄向左肩上方，重心轉
移至左腳掌。
意念：如拿鋤頭鋤地的感覺。

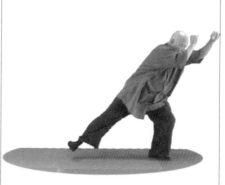

4

柔。全身鬆沉至左腳內側，利用
左腳的反彈力，右腳向後退出一
大步。
意念：如上動。

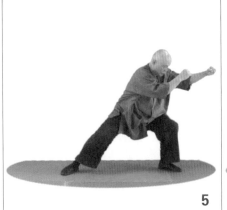

5

柔。右腳落地。兩手持續鬆落於左腳。

意念：如上動。

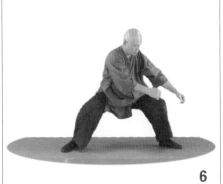

6

柔。右腳落地後，兩手持續鬆落，利用左腳的彈性，重心順勢滑落向右。

意念：如上動。

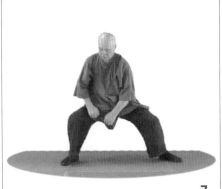

7

柔。放鬆後坐，兩手持續鬆落至右胯前。

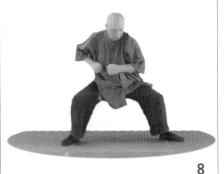

8

柔。利用右足之反彈勁，重心反彈向左，同時兩手順勢擺盪至右胸前。

意念：如推石磨，意念在背後。

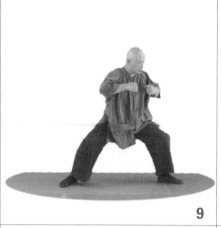

9

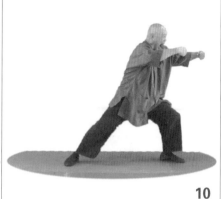

10

★剛。兩手成半握拳，畫弧向左緩緩擠出（逆纏）。

意念：如上動。

★★剛。兩手擠至左腳上方時，兩拳向心包經方向盡力捲曲，與兩手及肩背拱成一個圓形。瞪視左前方，張嘴打一至二個呵欠（聚氣十秒）。

意念：意想由背後供應能量，而讓兩手中間有氣團循環旋繞。

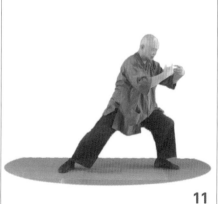

11

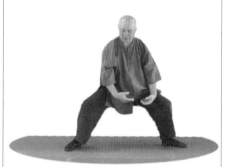

12

柔。身心放鬆，兩手緩緩鬆落。

柔。重心回到中間，兩手鬆落至丹田前方。

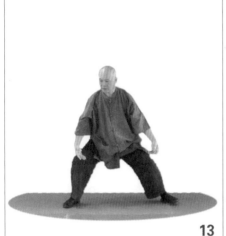

13

柔。重心盪至右腳，兩手順勢盪開，扣左腳。

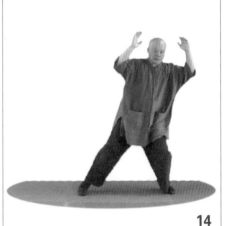

14

柔。重心移至左腳，兩手順勢畫弧上升。

意念：意念如爬圍牆般，帶動身體中軸微微上竄

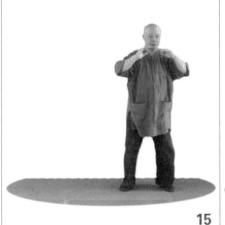

15

柔。收回右腳，兩手持續收合，緩緩站起。

意念：如上動。

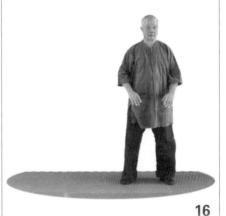

16

柔。兩手在前緩緩畫弧下降。

意念：如上動。

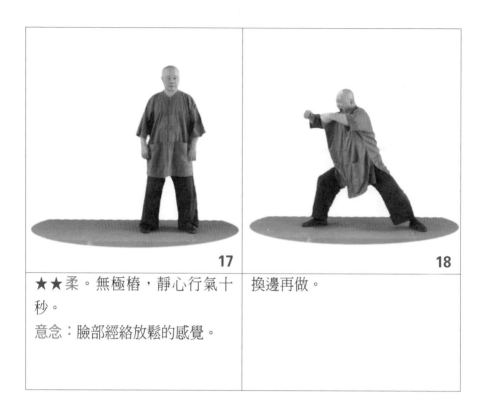

17	**18**
★★柔。無極樁，靜心行氣十秒。 意念：臉部經絡放鬆的感覺。	換邊再做。

　　以兩邊各做四至八次效果最好。

　　◉如有正確操練，心包經會有行氣的感覺，並有肩頸放鬆，心口鬱悶消除，精神煥發的感覺。

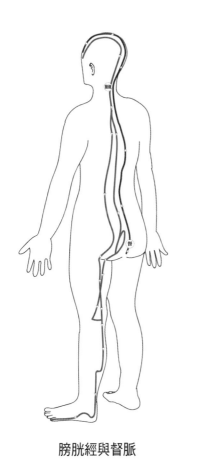

膀胱經與督脈

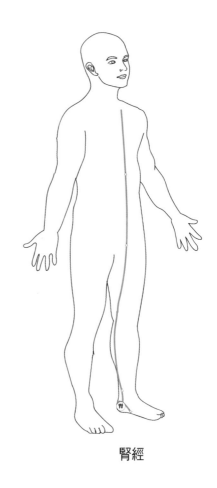

腎經

機 理

　　膀胱經是全身最長又分佈最廣的的經絡，與腎經是一對，統管身體新陳代謝中水分的調控，與水溶性毒素的排泄。

經　絡

　　膀胱經起於眼睛內角與鼻梁之間，循著頭部、背部而下，止於腳小趾頭。

　　腎經起於腳底中心（湧泉穴），循著大、小腿內側，經過腹、胸任脈旁上行，止於鎖骨下沿。

注意事項

　　剛柔──此功法有兩次繃緊動作：

　　第一次是在完全鬆落到底後，讓兩手與兩膝產生對抗，又把空氣吸滿背部，讓腰背部的膀胱經與肩頸肌肉都有聚氣與拉筋的鍛鍊。

　　第二次是在兩手攀住腳踝後，吸氣挺直兩腿，並把空氣吸滿背部，讓整個膀胱經與部分腎經有聚氣與拉筋的鍛鍊。

　　其餘時段則是越鬆越好。

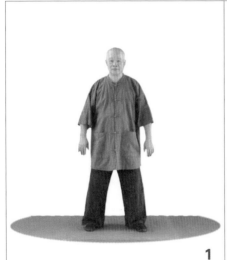	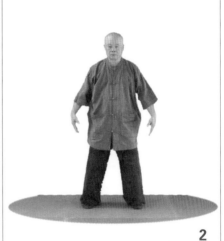
1	**2**
★柔。無極樁站立。	柔。沉坐，兩手向斜前方打開（約120°夾角），畫弧上升。 意念：意想兩手之間有一氣團，緩緩脹開。
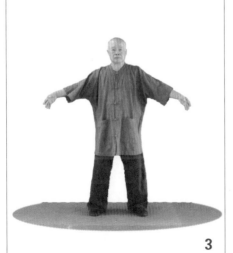	柔。兩手持續鬆柔地向斜上方內合。 意念：如上動。
3	

第三章 立姿八段錦

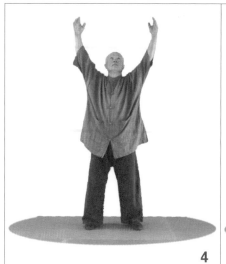

4

柔。兩手緩緩合至頭頂，抬頭兩眼注視著兩手指尖。
意念：意想兩手如抱有一大氣團。

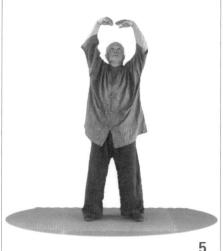

5

柔。由兩手指鬆垂下落，依序由指、掌、腕、肘、肩等關節一一往下鬆落。
意念：意想上方大氣團緩緩流入體內。

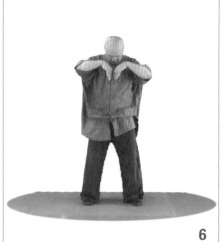

6

柔。鬆肩垂肘持續鬆落，兩眼追隨著指尖下視，帶引頭、頸、肩、背依序鬆落。

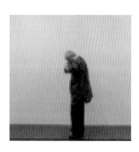

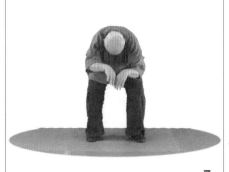

7

柔。兩手持續往下鬆落，帶引腰、臀、胯、大腿、小腿逐步往下鬆落。（要依序鬆沉，尤其不要讓臀胯先往後突出）

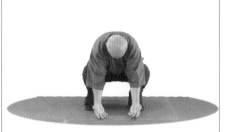

8

柔。兩手順纏翻掌，讓兩手掌心向上，鬆落於兩足之間。

★★剛。兩肘往外撐開，兩膝往內夾，相互對抗。緩慢呼吸，呼吸往來氣貼背。（三次呼吸）

意念：意想兩掌在此接氣，肩、背、腰如一顆大氣球，每吸一口氣就往外膨脹一些。

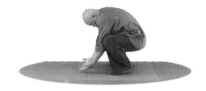

柔。第三次吐氣後，兩手攀住兩足的腳踝，兩膝緩緩直立。

意念：意想自腳底中央部位（湧泉穴）吸氣，讓氣逐漸填滿腳底、腳掌、腳踝、腿膝窩，依氣的填充而依序挺起。

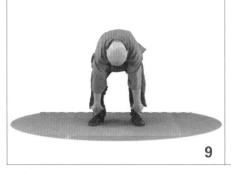

9

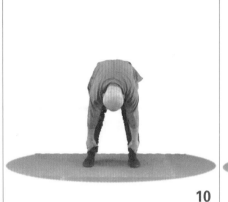

10

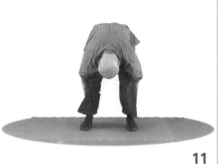

11

★★剛。拱背吸氣，呼吸往來氣貼背。（三次呼吸）

意念：意想腰、背如一顆大氣球，每吸一口氣就往外膨脹一些。

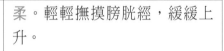

柔。輕輕撫摸膀胱經，緩緩上升。

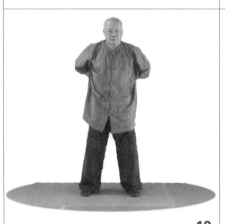

12

★柔。兩掌停於兩腎的位置，讓整套功法所積蓄之氣（熱能）由掌心傳至兩腎。

意念：意想兩腎與兩掌之熱氣緩緩地吸吐交換。

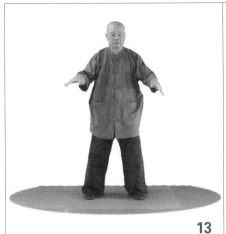

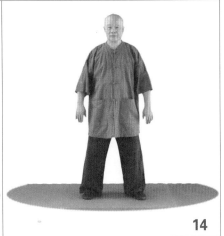

| 柔。鬆開兩手，利用彈力回到身前。 | ★柔。慢慢復原，以無極椿站立，行氣（停三息）。共做八次。
意念：意想兩腎仍緩緩呼吸。 |

⊙如有作對了，全身懶洋洋地鬆柔，如嬰兒之酣睡初醒。

相輔相成的輔助功法

若讀者能在八段錦引發全身內氣澎湃後，練習合氣太極的套路或太極易象書法則更加完美。此時陰陽開合、螺旋纏絲、氣走經絡的感覺都還很清楚。又與這些功法的原理、原則並行不悖，甚至有互補不足的好處，故練太極拳或書法的收效最快，而且還可將八段錦所蓄積的內氣，疏導至全身各個部位。尤其合氣太極的套路應用，正好可以將八段錦所修練的基本功，發揮得淋漓盡致。

讀者也可以單獨加強某一種功法，尤其「背後七顛百病消」這招，讀者還可以依照體能與需求，快慢皆可以練，對養生及武術的成長，皆有極大的好處。

讀者如果能持之以恆，最後能在行、住、坐、臥的生活中練功，如此可讓自己的內氣維持長時間的順暢，則效果更加宏大，正是最佳的養生大法。

第四章　八段錦進階

八段錦功法原理

治病找醫生，健康靠自己

坊間的八段錦書籍、影片版本甚多，只可惜筆者沒有看到哪位明師願意，將其心法向大眾說清楚。故人人照練，效果純看個人悟性如何，而毫無標準可循；以至於愛好者中，成效不佳的比例實在太高了，以為八段錦只是古人的一種體操者，竟佔了絕對多數。（筆者也曾有此誤會近三十年之久。）

如果我們得寶者還把這些古傳的練功秘訣密而不發，或不科學化地探討功法原理；可能會讓這中華養生文化的瑰寶，逐漸消失在這歷史的洪流之中；實在是愧對古之聖賢研創這套養生功法的一片苦心。

為了讓一般的讀者都能有機會練對，也希望能夠拋磚引玉，好讓同好們一起驗證。讓有意更深入研究的後人有一階梯可上，不再因為傳承中斷而望書興嘆。筆者特將古人所傳之心法，另加上個人十幾年教學的經驗，用現代化的言語整理如下。若能追根究柢，也許會有新的突破，對日益嚴重的亞健康社會，或解決各種現代瘟疫的威脅有所幫助。

八段錦要訣

1、必須針對其指定的經絡做調理

中國的傳統醫學是以系統的概念來看待人體的運作，認為體內的臟器不是獨立運作，而是透過相關聯、半封閉的經絡系統來協助臟腑的運作，並透過這樣的網絡來與其他的臟腑聯繫，進而完成身心靈完整、平衡、和諧的系統運作。（這幾年，某些西方醫學也正積極在研究這個領域，並宣稱新發現人體最龐大的器官——筋膜?!）

人體臟腑的感覺神經較少，一般的小病並不會有感覺，但等嚴重到有感覺時，常常已經延誤了最佳的治療時機。而與臟腑相繫的經絡因貼近人體外表，有通則不痛、痛則不通的病理表徵，比較容易察覺與調養。藉由打通不順暢的經絡，來活絡五臟六腑的功能，是最簡單、不勞累又不花錢的養生功法。

我們從八段錦的功法名稱中有：理三焦、左肝右肺、去心火

……等，可以看到古人很明確的告訴我們，每個招式的目的是要調理哪一條經絡及臟腑。若沒有針對相關的經絡來調理，怎能期望收到應有的神效？

也因此，在做八段錦的每個功法後，在正確的經絡位置，就應該要有得氣的感覺。若沒有，或在不正確的位置有得氣的感覺，那就是功法的練習還沒有完全作對。

2、意到氣到

「專氣致柔，能嬰兒乎？」是大智慧家——老子對世人的規勸。因為老子發現人在嬰兒時期，身心鬆柔、生機勃勃、充滿元氣，是全身系統運作最順暢、生命力最旺盛的時段。而今世人大都內心剛強、呼吸短淺、身體僵直，以至於氣血不通、百病叢生。故人們想要健康，就必須找回自己嬰兒時期，哪種在鬆柔狀態中以意氣運身的習性。

氣本來就是為我們服務的，當我們意念想要做什麼動作，氣會自然集中於身體相對應部位的筋膜，幫我們把應有的結構建構起來，甚至幫我們把事情做好，這也是太極拳不用力，卻很有威力的重要因素之一。

只可惜，當人們成長的過程中，精熟於以肌肉力來操作身體與四肢之後，就逐漸地走向僵直、只用部分肌肉用力的習性，慢慢地忘卻這最早的身體本能。

去除使用拙力的習慣，是太極拳愛好者需要終生學習的功

課，是中國養生與武學功法中重要的心法之一。因此在練習八段錦時，也必須把意念集中在書中所提的經絡相關位置，先體會「意到氣到」的感覺，才能逐漸走入「以意使氣，以氣運身」的境界。

（1）初階的練習者只要在無極椿、定式時，將意念集中在書中所強調的位置即可。

（2）進階的練習者則要依照本書的說明，加上意念、剛柔的運作，才能讓意氣運行的感覺更加清晰。

（3）高階的練習者除了做好每一個細節之外，更要學習引導意、氣循著經絡產生循環，除了獲得更佳的養生效果之外，也讓八段錦成為進入高階武學的築基功法。

3、剛柔相濟、陰陽開合

中國古代的智慧家發現宇宙萬物皆有陰陽❶，並依照著一定的規則運行，故陰陽為自然之道。人無法離開天地而存活，當然也必須遵循這一動一靜、一張一弛的自然之道。

當人體鬆柔如嬰兒時，可為周身內氣的流動，提供了一個良好的通道，自然可以陰陽平衡。相反的，當人體肌肉剛強、關節鎖死時，會造成內氣的流動停滯。八段錦就把這種緊繃的狀態，結合上述「意到氣到」的功法，用來積蓄與茁壯某些部位的內

❶陰陽：道家的二元論，請參考《太極拳中的摔法》P76「陰陽學說」大展出版社──林明道著。

氣。

　　當人們依照功法要求，將意念集中在某一經絡的特定區域，又同時將該經絡所經過的筋骨繃緊、鎖死時，本來應奔流至該區域的內氣，因經絡的鎖死而過不了，就像水庫中的水位因暴雨而迅速積蓄，以至於越來越多的內氣亟待奔放。故隨後身心放鬆的動作，會讓內氣如水庫洩洪般地奔流而出，因而衝開了經絡中的淤塞點。

　　這剛柔相濟、一鬆一緊的交替，緊的時候聚氣，鬆的時候行氣；就是八段錦比起一般的養生功法，更容易導引人體的氣機流動，或感受氣走經絡的道理。故練習八段錦時，在放鬆回復過程及預備式時，靜心地內觀自己也很重要，因為那正是在行氣的時候。讀者千萬不要急著做下一動作，或開始聊天，把功效減少了一大半。

4、導引之功——抽筋拔骨、螺旋纏繞

　　八段錦有許多身體俯仰、屈伸、扭轉的動作，與做伸懶腰的原理相通，在一鬆一緊之間，可以針對乳酸堆積、痠痛的點，扭轉開來，並含有許多的自我內臟與脊柱的深層按摩。故可以放鬆身心、柔軟筋骨、增強體魄，可謂中式的瑜伽或痠痛拉筋術。而且八段錦強調個別臟腑、經絡的伸展與抽拔，針對性又強，比其他的功法更深入、收效更快。

5、鬆柔纏絲──武學精選

八段錦的招式雖少，但其鬆柔、纏絲的練習，與太極拳的基礎武學相通，而且更單純、更清晰。對太極武學的鬆柔、纏絲功法的體會，甚至招式的應用，都有相當大的助益。

6、中正安舒，自然舒活

八段錦除了小部分聚氣時段之外，要求一直在頭容端正、中正安舒，讓全身能自然、柔和、安逸，悠然自得的情況下練功；這是最貼近嬰兒時期的狀態，最容易獲得練氣養生的效果。這也是許多需要放鬆的專業運動（尤其是太極拳、高爾夫球等），最需要的基本訓練。

筆者盡量以淺顯的文字，將八段錦的練功要訣說明清楚，但對於從來沒接觸過這類武學養生功法的讀者而言，實在沒有把握一定能讓人人都能弄懂。幸好八段錦的成效是快速又明顯的，是否做對、有無效果很快便知曉，讀者只要靜下心來，細細體會上述的要訣，配合前兩章的練功招式，慢則三週，快則三十分鐘，就會開始體會到氣的作用。

至於八段錦需要更多的科學驗證，由於筆者的雜務過多，只能留待有心者去完成了，只期望不要被西方醫界先馳得點，讓後人要學習自家珍貴的文化遺產，又需要遠赴國外去取經了。

纏絲勁簡介

宇宙中許多巨大能量的運行軌跡，都是依循螺旋纏繞的自然韻律，例如：星體運轉、颱風等等。人體因身軀、四肢的的結構，最為自然的運動方式也是螺旋纏繞。大圈帶動小圈，小圈化為大圈，在四維空間中一圈套一圈，循環無端、變化萬千；有人就把這種現象稱為纏絲勁，許多太極拳家更把纏絲勁與陰陽開合並列為太極武術的核心功法。

讀者不要被一些左翻右擰的纏絲勁圖給弄昏了頭，因為纏絲勁是運動開合中，本該依循的一種自然現象。人們大都是因為身心不夠寧靜或不夠放鬆，才無法體會這種纏絲勁法的重大差異；所以讀者在練習八段錦或太極拳時，一定要鬆、柔、勻、慢，靜心地觀察自己各個關節、骨骼與肌束的運作；如果讀者能讓自己在放鬆的情況下，依照自然的螺旋纏繞方式進退，將會發覺更輕鬆、手腳伸得更遠、勁也更整，才可以體悟到真正的纏絲勁來。

本書的八段錦除了練氣、養生與健身之外，另外一個重點就是纏絲勁的練習。相較於太極拳，八段錦的動作少，又明確，更適合初學者拿來練習纏絲勁法。

為了幫助想要進階的讀者更快瞭解纏絲勁的順逆方向，筆者將那些翻來覆去的纏絲勁圖，整理成幾個基本的觀念，以幫助讀者能更快地瞭解手腳的順、逆纏絲。對武術運動有興趣的讀者，務必要好好體會本書所註明的纏絲勁方向與位置。

手的順逆纏絲

手的順纏——在拳掌的運動過程中，會讓手肘往內關，向丹田方向鬆沉的動作，為順纏。

手的逆纏——在拳掌的運動過程中，會讓手肘往外開，向遠離丹田方向鬆開的動作，為逆纏。

腳的順逆纏絲

腳的順纏——腳的順纏是以開跨、開腳的轉圈方向為順纏。（以腳盤來看，就是意念由腳大拇趾，一趾一趾地逐次轉到腳小拇趾，再從腳外沿纏繞，通過腳跟，沿著腳內沿回到腳大拇趾為順纏。）

腳的逆纏——腳的逆纏是以合胯、扣腳的轉圈方向為逆纏。（以腳盤來看，就是意念由腳小拇趾，一趾一趾地逐次轉到腳大拇趾，再從腳內沿纏繞，通過腳跟，沿著腳外沿回到腳小拇趾為逆纏。）

怕初學者不能體會或誤解，在八段錦的功法裡，還是會將一些重要轉折點的纏絲勁方向註明出來，好讓讀者確認自己的體驗是否正確。但在熟練了本功法後，更要中正安舒、自自然然、舒舒服服地靜心揣摩，是要去感受體內那種大圈帶小圈、小圈化大圈體內自然的纏絲勁，而非那種硬梆梆的，為了外形纏繞而扭轉肢體。

八段錦武術應用

　　練武是練自己，是自省的功夫；最重要的是自己的身、心、靈是否勝過昨日的自己，而不是一天到晚想要打倒別人。

　　又一個完整的招式通常包含人體工學、運動生理學、敵我要害攻防、心理戰……等，有千變萬化的可能。畢竟八段錦只是一個武學的基本功，在危險時刻或可趨吉避凶，但總歸並非完整的武學應用。請讀者也不要以為讀完本書之後，就可以行俠仗義，或挑戰武術擂台了。

　　八段錦的招式雖然少了一點，但在纏絲勁、練意練氣方面卻有極高的優勢，讀者一定要認真體會，因為武術是一通百通，練熟了這些基礎功法，對於鬆柔武學的體會將會有重大的突破。

　　一個武術應用的練習，一定會有疼痛與崩跌傷害的可能，尤其某些初學者，感覺自己無法做出教練展示的效果時，會以為是自己的速度不夠快，或用力不足。若不嚴格管束自己的用勁程度或速度，在某些不可控的情況下，會把同好弄受傷，甚至造成無法挽回的傷害。建議讀者一定要在合格教練的指導下，以敬、靜、淨、愛、安、定的修心六字訣，在合格的場地與夥伴練習，以免有嚴重意外發生。

　　所以本書所提供的，只是讓讀者能更了解八段錦用勁的範例，僅供參考，並非完整的教學手冊。讀者若有心學習武術應用，還是應該找合格的武術教練，另行學習。

雙手托天理三焦

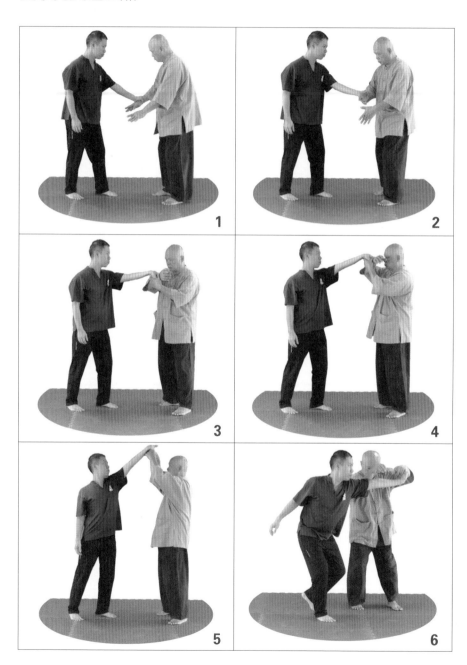

經絡養生八段錦【進階】

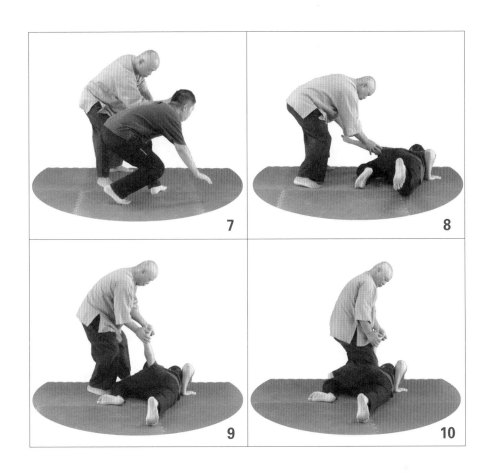

左肝右肺如射雕

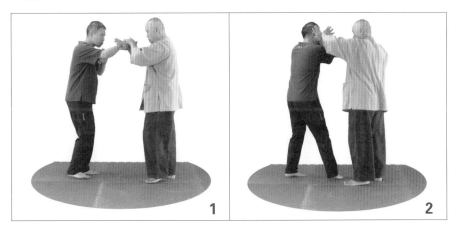

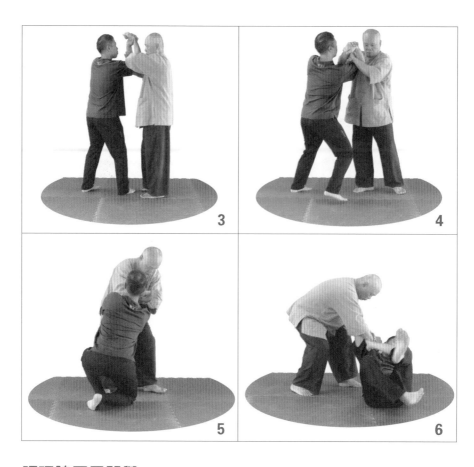

調理脾胃需單舉

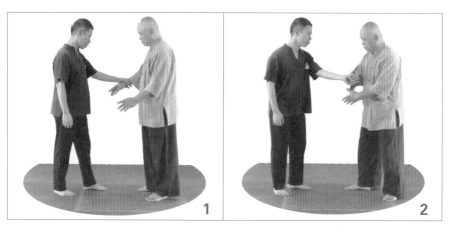

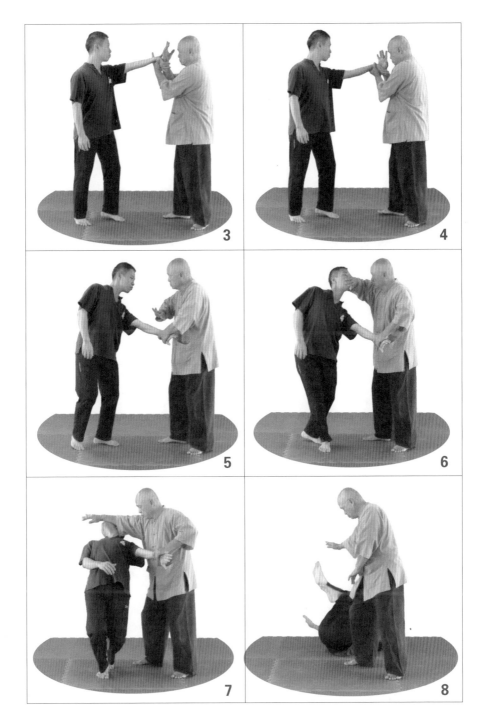

五勞七傷往後瞧

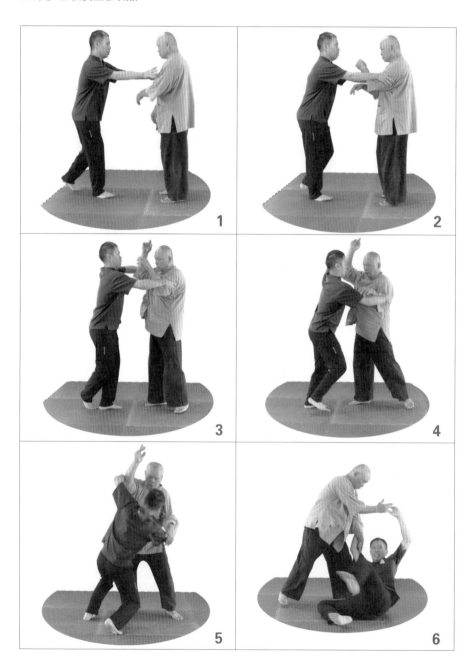

經絡養生八段錦【進階】

搖頭擺尾去心火

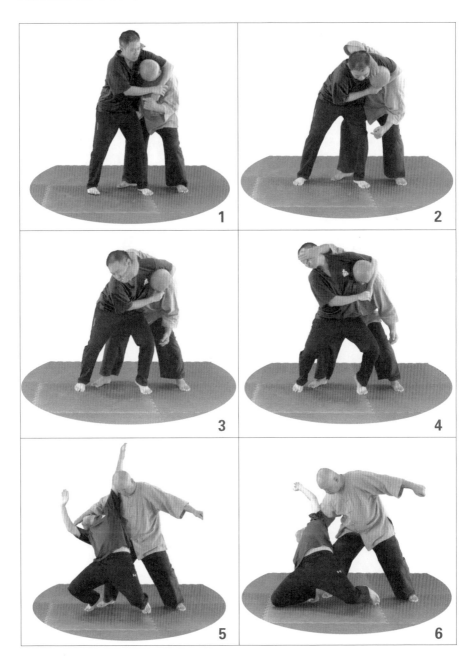

背後七顛百病消

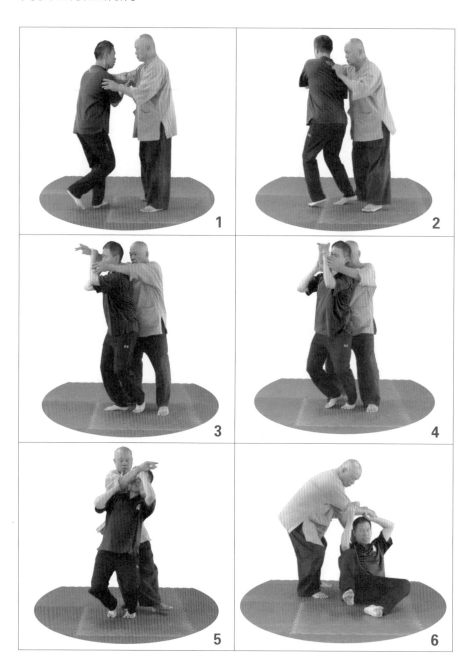

攢拳怒目增氣力

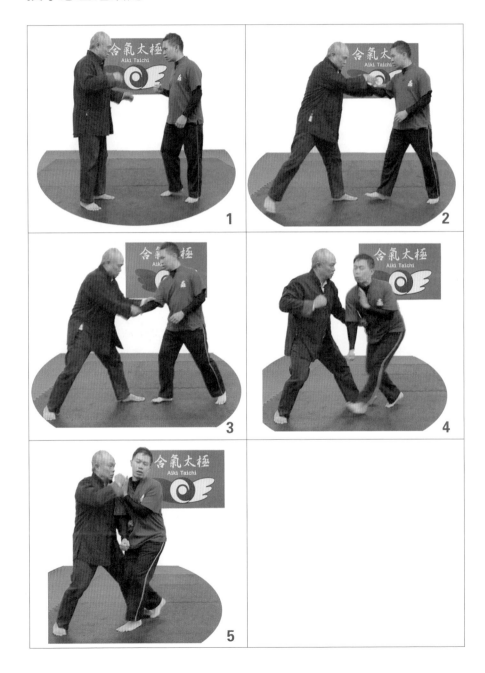

兩手攀足固腎腰

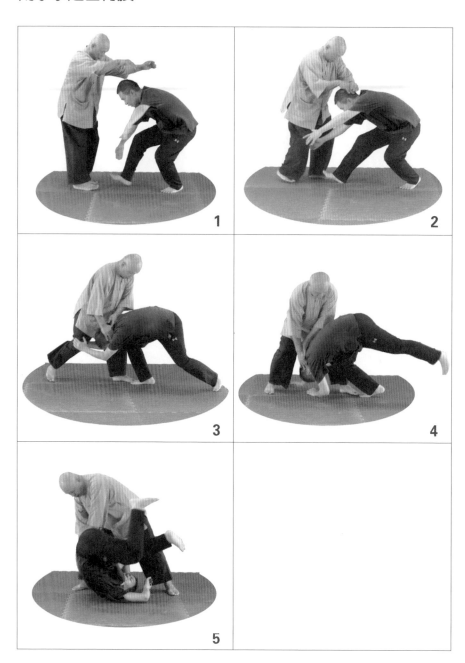

附　錄

參考書目

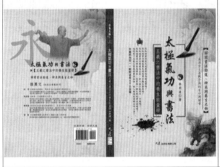 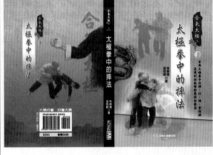

一、揭開書法練氣養生的神秘面紗。	一、解讀《授秘歌》的千年之秘。
二、解讀王羲之家族一脈相傳的筆法要訣。	二、還原古典太極踢、打、摔、拿的武學應用。
三、賦予書法文武雙修的新境界。	三、探討太極十三勢的陰陽開合法則，招熟懂勁的最佳選擇。
四、太極鬆柔擒拿的先修功法。	四、太極招式之勁法詳解，賦予套路演練的生命力。
五、太極拳通往「階及神明」的快速通道。	五、首推太極拳演武，開創太極武學系統的新境界。

合氣太極養生協會

在民國101年1月01日，我們一群有共同理念的好友成立了合氣太極養生協會，因為：

1.要練好太極，一定要以古典太極拳精闢的招式、理論及養生功法為基礎。所以前輩高人所創設的套路一定要弄清楚，不能隨便改，套路與基本功的練習不能中斷。

2.要練好太極，一定要能招熟懂勁。所以一定要還原太極拳中踢、打、摔、拿的試手對練，以彌補許多現代太極拳與古典太極拳之間的重大差異，

3.要練好太極，一定要養成捨己從人的習性。一想爭勝，必忘不用拙力的戒律，又走了回頭路。所以要有一群相同理念的朋友一起練習，大家都以「合」為法，不以勝負為重，不以傷害對手為目標，人人崇尚不用力地沾、黏、連、隨，並互相分享心得，互相鼓勵。

4.要練好太極，一定要有一個現代化、科學化並很安全的學習系統，所以我們一定要參考別人的長處，截長補短、求新求變，這樣的太極拳才能長久傳承而不再持續失真。

要同時完成上面的四個條件，必須有高超的拳藝、紮實的理論研究、豐富的教學經驗、安全的道場，嚴格的規範、制度的設立……，更要系統化、制度化地來將這些理念推廣給廣大的太極拳愛好者。有些東西我們已經有了部分成果，有些還有待進一步努力，要推動這些理念，有許多的工作需要更多的人力、物力來做，實非個人所能推動得了。

讓一群有共同理念的拳友齊聚一堂，並共同為這個理念來努力，是整件事情成敗的最重要關鍵，所以我們成立了這個協會，就是要創造一個優良的練習環境，讓大家在此環境中能共同練習、分享心得、持續成長，並凝聚成一股善的力量，共同來為這強調武德，有防身、健身、養生效果又有文化傳承的活動來努力，使我中華武術能永續傳承，並能發揚光大。

國家圖書館出版品預行編目資料

經絡養生八段錦【進階】／林明道　著
　　　——初版，——臺北市，大展，2020〔民109.12〕
　　　　面；23公分 ——（合氣太極；4）
　　　ISBN 978-986-346-317-7（平裝）

1.氣功　2.養生
413.94　　　　　　　　　　　　　　　　109015731

經絡養生八段錦【進階】

著　　　者／林明道
執行編輯／艾力克
發 行 人／蔡森明
出 版 者／大展出版社有限公司
社　　　址／台北市北投區（石牌）致遠一路2段12巷1號
電　　　話／（02）28236031・28236033・28233123
傳　　　眞／（02）28272069
郵政劃撥／01669551
網　　　址／www.dah-jaan.com.tw
E - mail／service@dah-jaan.com.tw
登 記 證／局版臺業字第2171號
承 印 者／凌祥彩色印刷有限公司
裝　　　訂／佳昇興業有限公司
排 版 者／弘益電腦排版有限公司
初版1刷／2020年（民109年）12月
　　　　　　　　　　　　　　　　定　價／350元

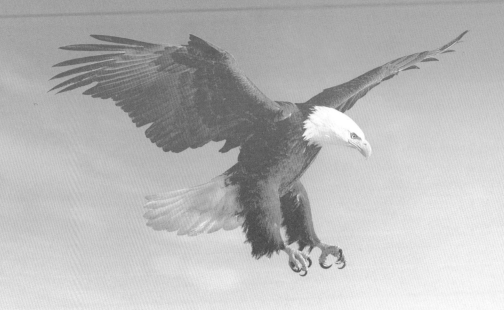

大展好書　好書大展
品嘗好書　冠群可期

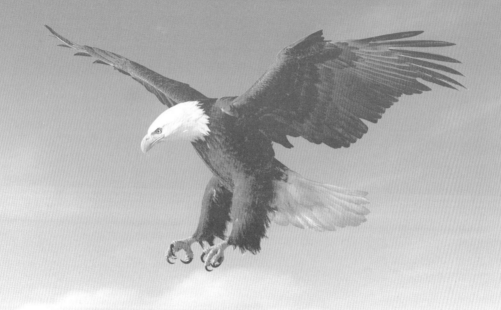

大展好書　好書大展

品嘗好書　冠群可期